健康"孕动"

妈妈更健康 宝宝更聪明

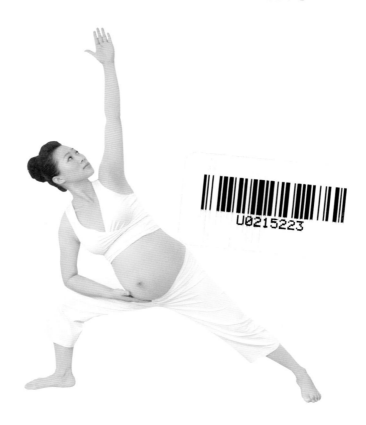

吴小玲◎编 著

浙江科学技术出版社

图书在版编目(CIP)数据

健康"孕动":妈妈更健康 宝宝更聪明 / 吴小玲
编著. -- 杭州:浙江科学技术出版社,2017.1
　ISBN 978-7-5341-7282-3

Ⅰ. ①健… Ⅱ. ①吴… Ⅲ. ①妊娠期-妇幼保健
Ⅳ. ①R715.3

中国版本图书馆CIP数据核字(2016)第213886号

健康"孕动" 妈妈更健康 宝宝更聪明

编 著 吴小玲

出版发行　浙江科学技术出版社
　　　　　杭州市体育场路347号　　邮政编码:310006
　　　　　办公室电话:0571-85176593
　　　　　销售部电话:0571-85176040
　　　　　网　址:www.zkpress.com
　　　　　E-mail:zkpress@zkpress.com

排　版　◎ 中映良品(0755)26740758

印　刷　浙江海虹彩色印务有限公司

开　本　710×1 000　1/16　　　　印　张　10

字　数　180 000

版　次　2017年1月第1版　　　　印　次　2017年1月第1次印刷

书　号　ISBN 978-7-5341-7282-3　　定　价　32.00元

责任编辑　刘 丹　　　　　　　　责任校对　沈秋强

责任美编　金 晖　　　　　　　　责任印务　田　文

健康"孕动"，
和胎儿一起享受的快乐运动！

安全、适度的运动对怀孕期的准妈妈十分有益。

安全、适度的运动能增强孕期准妈妈的机体免疫力；缓解怀孕期间常见的种种身体不适；控制孕期因摄入过量营养导致体重超标；舒缓孕期紧张情绪；预防妊娠纹；增强骨盆和腰部肌肉力量，掌握呼吸和放松的技巧，使分娩更顺利、产后更迅速恢复体力和漂亮的身材……

孕妇安全、适度的运动能使大脑释放有益物质，这种物质通过血液循环进入胎儿体内，对胎儿的发育极为有利。

当孕妇运动的时候，羊水会产生晃动，胎儿的皮肤相应受到"按摩"，会感觉更舒适。运动会加速孕妇身体的血液循环，使充足的氧气进入胎儿血液中，有助于胎儿的生长和发育。研究发现，"孕动"妈妈所生的宝宝平衡能力较突出。

本书介绍的正是为孕妇和胎儿量身定做的"孕动"方案，由身处孕期的资深专业教练精心设计，根据许多孕妇怀孕期间的亲身体验编排而成。舒缓的瑜伽、抗力球操、步行疗法、简易毛巾操、活力保健操、睡前舒展操、拉梅兹体操运动等多项运动，简单易学，行之有效，并根据早、中、晚三个孕期的不同身体条件，灵活调整，合理安排。无论您在孕前是否经常运动，孕期的运动都必不可少，安全健康是最重要的。

为了顺利度过"孕产"这个重要时期，也为了肚里宝宝更良好地发育，让我们做一个"孕"味十足的健康妈妈吧！

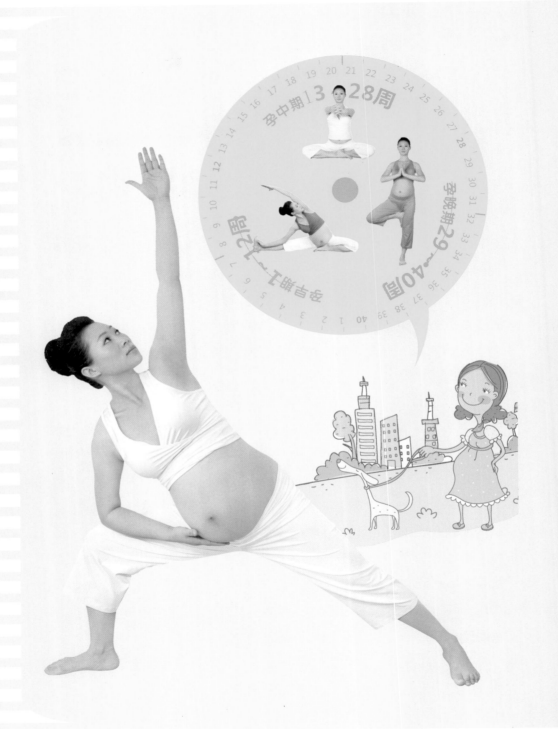

目录 CONTENTS

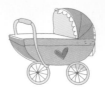

第四章　晚期"孕动",迎接天使的诞生

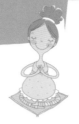

第一章

孕产运动，呵护母子健康

孕育生命是女人一生中经历的最伟大、最美好的过程。孕妇如何在整个孕期都保持最佳状态，除了健康营养、生活知识、保健食补、心理调节之外，孕期运动也是重要的一部分。

中国传统观念认为孕妇应该少活动，以免动了胎气，但这个观念可是错误的！孕期的适当运动，不仅可以增加孕妇的心肺功能，还可以训练其体力，为生产做准备。所以哪怕你在怀孕前根本不运动，现在只要你不属于任何孕期运动高风险类型，都应该制订孕期运动计划，通过少量至适量运动，迎接即将到来的生产挑战！

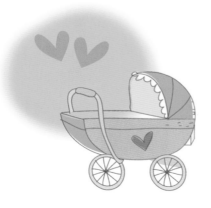

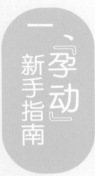

一、「孕动」新手指南

孕期运动大有好处，但要格外当心。总的来说，孕妇应根据个人的身体状况和妊娠的不同阶段，先向医生咨询，再在专业人员的指导下进行运动。

1. 孕妇运动好处多多

孕妇在孕期应保持合理而科学的生活方式，做到动静相宜，使自己的身心时刻处在最佳的状态。孕期运动得当，宝宝将会更聪明！

好处1. 改善以下种种孕期不适

头晕、疲倦与易喘：运动可增强心肺功能，使血液循环顺畅，调节身体新陈代谢，改善孕妇因为心肺功能不佳产生的头晕、疲倦或易喘等现象。另外，运动能使肌肉摄氧的能力增强，相对地就会减轻心脏的负荷量。

水肿：当血液循环良好，就可以减缓下肢静脉回流不佳造成的水肿。这是因为静脉本身没有帮助血液回流的机制，必须依靠肌肉的力量把血液往上输送，因此运动可以改善下肢静脉血液回流不佳现象，进而预防水肿与静脉曲张的情形出现。

肠胃不适、便秘：怀孕时在激素的作用之下，孕妇的肠胃蠕动会减慢，容易产生便秘，而便秘状况也会加重痔疮症状，运动可以促进肠胃蠕动，改善便秘。

腰酸背痛、关节损伤：怀孕时人体会分泌某种激素，使得孕妇全身的韧带变得较松，这样生产时骨盆才能够扩张。当韧带变松时，孕妇若是姿势不当，就容易损伤关节。因此锻炼肌肉，让肌肉有效支撑骨骼，就能避免关节损伤。

失眠、心情烦躁：运动时大脑会释放脑啡肽，这种物质能使人心情愉快。同样，运动也能适度减轻身心压力，解除心情烦躁，帮助孕妈咪夜晚有个好睡眠。

好处2. 孕期运动得当，宝宝更聪明

对胎儿而言，运动为孕妇大脑提供充足的氧气和营养，促使大脑释放脑啡肽等有益物质，通过胎盘进入胎儿体内，可加快其新陈代谢，从而促进胎儿生长发育。运动可以摇动羊水，能刺激胎儿全身皮肤发育，就好比给胎儿做按摩，同时也利于胎儿的大脑发育。所以，孕期运动得当，宝宝会更聪明。

好处3. 减轻怀孕压力

多数的孕妇都会面临巨大的生理和心理压力，尤其是孕期七八个月时，身体不仅会越来越不舒服，心理上还会担心"是否能顺利生产""产后是否可当个称职的妈妈"等种种问题。通过适当的运动，可以缓解孕妇生理上的不适，也能释放压力，放松心情。

好处4. 控制身体脂肪的增加、预防妊娠纹

孕妇不能减肥，但是在运动时会消耗热能，燃烧体内脂肪，避免体重增加过多。运动还可以促进身体的新陈代谢，帮助体内毒素的排出，提高皮肤的光滑度及弹性，避免皮肤因为失去弹性而显得松弛。运动还可以预防产生妊娠纹。因为孕妇腰腹快速地增大，分娩后就容易产生妊娠纹，而当肌肉的力量较强时，就较不容易产生妊娠纹。千万要记住，孕期运动不是用来减肥的。

好处5. 控制妊娠糖尿病

运动时身体会增加血糖的利用率，刺激胰岛素分泌，可降低妊娠糖尿病的发生率。对有妊娠糖尿病的孕妇，有控制血糖的功效。

好处6. 提高自然生产概率、产程较短

孕期多运动可增加自然生产的概率，减少不必要的手术。运动还可改善孕妇的心肺功能、体力，增加肌肉力量，使其不易疲倦，耐痛度得到提高。通过运动孕妇可学习如何调整呼吸，使产程较顺利。有研究显示，65%有运动习惯的女性，平均只花了4个小时就生出宝宝了。

好处7. 产后恢复快

保持运动习惯的孕妇因为体能佳，产后恢复快，照顾宝宝时也不会很吃力！

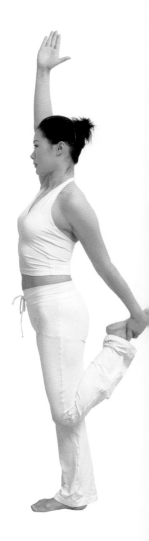

2. 孕期适宜的运动方式

孕期运动有益母子健康。什么运动对孕妇最合适，运动时应该注意些什么，都需要孕妇引起重视。

散步：散步是最好的增强心血管功能的运动，也是一种最简便的运动方式。散步有利于调节孕妇情绪、增进食欲、促进睡眠、保持肌肉健康，是安胎、保胎、养胎的最佳运动方式。而且在整个怀孕期间，散步都是很安全的。

游泳：医疗保健人员和健身专家一致认为，游泳可以锻炼大肌肉群（臂部和腿部肌肉），对心血管很有好处，而且在水中可以让身形日益庞大的准妈妈感到不那么笨重。

低强度的有氧操：参加有氧操课程的一个好处是：孕妇可以在固定的时间保证有规律的锻炼。如果参加专门为孕妇开设的课程，还可以充分享受与其他孕妇一起交流情感的美好时光。

瑜伽：孕妇瑜伽强调专注的呼吸、温和的伸展和独特的体位法，专门针对孕妇不同阶段的生理和心理特点，能帮助孕妇很好地控制呼吸，提高身体的柔韧度和灵活度，舒缓孕期不适，解除精神压力，是孕期保健养生、理想安全的运动方式之一。但是孕妇在练瑜伽的同时，每周应再安排几次散步或游泳，加强对心脏的锻炼。

伸展运动：伸展运动可使孕妇身体保持灵活放松，预防肌肉拉伤，结合增强心血管功能的运动，使身体得到全面的锻炼。

3. 不同孕期运动方式不尽相同

虽然孕妇可从事温和运动，不同的时期还是要稍微有些差异的。

孕早期（0~12周），可多做有氧运动

在妊娠的前3个月里，胚胎正处于发育阶段，胎盘与子宫的连接还不紧密，动作不当或运动过于激烈都可能刺激子宫收缩，引起胚胎着床不稳或胎盘脱落而造成流产。因此，孕早期运动尽量选择舒缓的、有节奏性的有氧运动，如散步、简单的孕妇体操等。跳跃、扭曲或快速旋转的运动方式则应避免，同时日常生活中需要大幅度弯腰、负重等的家务劳动也应尽量避免。

孕中期（13～28周），适度加大运动量

自怀孕满12周之后，就进入了稳定期，随着胎盘的形成，胎盘和羊水可缓和外界的刺激，胎儿流产的可能性大大降低。此时可适度加大运动量和运动强度。瑜伽、体操、球操、慢舞、游泳都是孕中期可行的运动项目。

不过专家表示，孕妇四个月后，尽量不要做背部仰卧运动，这样会压到背部血管，对胎儿的供血产生影响。

孕晚期（29周～分娩），以"慢"为主

孕后期，胎儿逐步成形，孕妇体重达到顶峰，身体负担重，这时的运动主要是为分娩做好准备。因此，孕晚期运动一定不能过于疲劳，且要特别注意安全。此时运动应以"慢"为主，运动强度不能太高，运动时间也要控制好，最好不要超过15分钟。散步、健身操、凯格尔运动、简单的瑜伽等，都是孕晚期适宜的运动方式。

这个时期，孕妇还要加上静态的骨盆底肌肉和腹肌的锻炼，不光是为分娩作准备，还能让渐渐成形的宝宝发育得更健康、更有活力。

4. 何时不适合做孕期运动

为了保证孕妇和胎儿的健康安全，有时候是不适合进行锻炼的。如果孕妇打算开始某项运动、坚持或改变锻炼计划安排时，都要先征求医生的意见。美国妇产科医师学会（ACOG）认为，当在孕期有以下状况时，就不能锻炼了：

- 心脏病
- 肺病
- 宫颈机能不全，做过宫颈环扎术
- 怀有多胞胎并有早产危险
- 孕中期或孕晚期持续出血
- 怀孕2～6周以后出现胎盘前置
- 早产征兆
- 胎膜已破
- 先兆子痫（子痫前期）
- 慢性高血压
- 严重贫血

如果孕妇有上述任何一种情况，应该咨询医生，需要严格避免哪些运动。对于仍然能做的运动，也要问清楚锻炼强度和锻炼时间。

5. 孕期何时应该停止锻炼

如果孕妇在锻炼时出现了下列任何症状，应该马上停止锻炼，并去医院及时就诊：

- 阴道出血
- 头昏眼花或感觉要昏倒
- 喘不上气
- 头疼
- 胸部疼痛
- 肌肉软弱无力
- 腿肚子疼痛或肿胀（意味着可能有血凝块）
- 背部或骨盆区域疼痛
- 宫缩或有早产迹象
- 胎动减少（不过也要记住：宝宝经常在孕妈咪锻炼的时候表现得最安静）
- 阴道流出液体
- 休息时心跳过快

6. 孕期运动安全最重要

孕妇适当运动有利母子身心健康，是必要的。但妊娠期体内激素的改变等因素会导致韧带松弛，因此孕妇进行运动时一定要注意，切不可盲目凭个人爱好或根据以前的运动习惯进行运动。

孕妇进行运动，首先要根据自身的身体状况和专家的建议选择合适的运动方式，其次要根据个人感觉的舒适度及时调整运动时间和运动强度，把握适度、适量的原则。此外，还要注意以下几方面：

①科学选择运动环境，尽量选择空气清新、氧气浓度高、噪声较少的户外进行练习。这样既有利于孕妇增强体内氧气的含量，阳光还有利于人体内维生素D的形成，促进身体对钙和磷的吸收、利用，有利于胎儿骨骼发育和孕妇骨骼强化。

②运动时服饰要宽松、舒适，以免衣服束缚身体，压迫胎儿。运动前后要注意衣物的增添，注意保暖，以免着凉。若是游泳，则应穿专门的孕妇泳衣。

③定时喝水，运动前要喝足够的水，运动中也要多停下来休息，补充水分。

④孕妇体内多余的热能会传递给胎儿，影响胎儿的生长发育，因此运动方式不要过于激烈而使得身体过热，运动环境也不宜太热或太潮湿。

⑤运动前一定要进行热身活动，使全身关节和肌肉活动开，以免造成身体拉伤或扭伤。

⑥怀孕超过4个月后，孕妇应避免仰卧姿势的运动，因为胎儿的重量会压迫到孕妇的器官和血管，影响孕妇血液循环。

⑦孕妇运动时从仰卧转到站立应注意：应先由仰卧转为侧卧，再用一只手的肘部和另一只手支撑身体，慢慢转成坐姿后再站起。

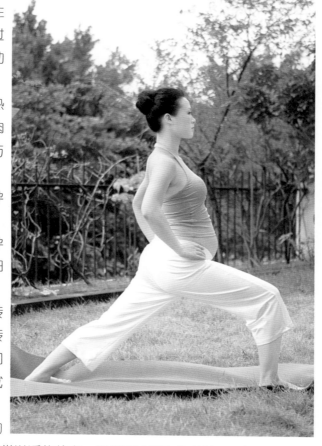

⑧不要从事过于剧烈的运动，运动时孕妇应保持可正常说话的状态，脉搏应控制在每分钟150次以内。

⑨研究表明，城市中下午4点到7点之间空气污染相对严重，孕妇应避开此段时间锻炼或外出。

⑩运动时若出现眩晕、恶心、疼痛、气急、虚脱、头晕等不适反应，应立刻停止运动，向专家或医生咨询。

7. 不要忽视身体的预警信号

孕期运动小诀窍

当孕妇不能一边运动一边进行正常谈话时，就要降低运动强度了。

运动时发生的各种不适反应都是孕妇身体自我保护机制在启动。比如，怀孕时为了保证胎儿的营养供给，孕妇的血容量会明显增加，使心血管系统处于高动力循环状态。若孕妇活动量过大，心脏就会加快跳动，引起心跳过速，这就是在提醒孕妇应该减少运动量了。再例如孕妇活动中可能会感受到气短、气喘、头晕等症状，这可能是因为孕妇运动强度过大，使得呼吸系统无法满足运动中母体和胎儿的需氧量，若不加以调整，可能导致母体和胎儿缺氧，造成不可估计的损失。

通常来说，出现以下预警信号要特别注意：

- 阴道流血、流出液体
- 眩晕、视力模糊
- 心率过快、心慌气短、呼吸困难
- 子宫收缩
- 肌肉痉挛
- 身体任何部位的疼痛，尤其是背部或骨盆区域的疼痛
- 胎动减弱或剧烈

8. 运动前准备事项

做好运动前准备很重要，参考以下建议，尽最大可能保证你和宝宝的安全。

运动前穿上合适的衣物

◎选择宽松、透气、能脱卸的衣服，以便能自由地运动，尤其注意不要勒住腹部，运动时也要注意及时增减衣物。

◎确保孕妇胸罩能给乳房足够的支撑，或者戴两个胸罩。

◎选择舒适合脚的运动鞋，如果你的脚有轻微的肿胀，就要换合适的尺码了。做有氧运动时，软底运动鞋可以支撑脚踝。不要只穿袜子运动，以免打滑。

运动前吃点食物

如果空腹时运动，你有可能会出现眩晕的情况，最好是在运动前适当时间补充以碳水化合物为主的食物。不要进食以后立即运动，那样会引起胃部不适。运动后

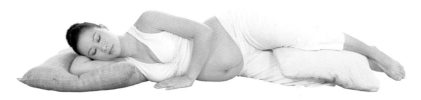

可以补充一些营养小食，如三明治或具饱腹感的水果。

准备一点水

一定要喝水，不管是在孕期运动前、运动中，还是运动后。运动中，每20分钟喝一杯，运动结束后再喝一杯。如果天气比较热（或者潮湿），还需要多喝一些。

选择较大的安全的空间

运动区域应该选择宽敞的、没有家具和妨碍运动的区域。如条件允许，尽可能到户外公园的开阔地，那里空气清新、氧气浓度高、尘土和噪音都较少，对母体和胎儿的身心健康大有裨益。

二、自我组合，奏出个性「孕动」变奏曲

研究表明，孕期适当运动是一种很好的间接胎教。通过运动，可帮助孕妇预防便秘和静脉曲张，使关节韧带变得柔软，腹部肌肉更有力量，避免自身及胎儿的体重增长过多，减轻日益沉重的身体带来的种种不适，从而在分娩时顺利生出宝贝。同时还可促进胎儿的大脑和骨骼发育，有助于胎儿出生后形成良好性格。

下文设计了迷你体操，可以让孕妇明了如何安排健身运动，以满足孕妇的需要，并把它们列入日程表。孕妇可以把本书中的其他动作搭配组合起来，形成自己的运动模式。不要重复同样的计划，譬如某天你选了上半身运动，那么下一次应该选择下半身运动，使运动多样化，这有助于始终保持健身的信心，从中获得最大的好处。

在怀孕的三个阶段，孕妇都可以按照本书的运动项目去做，但是必须注意自己的身体状况。如果你身体健康，精力充沛，则可以适当增加运动强度；当你觉得特别疲劳时，调节运动的强度，把运动的级别改为"缓和"。如果你每天变换运动级别，或者随着怀孕期的改变而变换级别，不必担心，这是非常自然的，而且是一个好迹象，因为你对自身的需要十分敏感。

 如果在怀孕之前孕妇没有运动过，或者每次休息之后重新开始运动时，或者孕妇感到很疲劳时，那么就请按照这个级别去做。

 如果在怀孕之前孕妇做过少量运动，或者孕妇喜欢一种比较活跃的生活方式，这个级别对你会比较合适。

 如果怀孕之前孕妈咪每周进行两到三次运动，现在还在继续，或者孕妈咪感到精力充沛，那么就可以尝试这个级别。

10分钟
补充活力计划

热身运动
所有动作。

伸展与放松
所有坐姿伸展动作。

15分钟
温和计划

热身运动
所有动作。

强化与调适
骨盆底运动，抬头、抬肩，跪姿猫式伸展。

20分钟
上半身计划

热身运动
所有的热身和放松运动，体侧肌肉、肱三头肌、胸肌伸展。

强化与调适
肱二头肌弯曲、骨盆底运动、腹腰十字、掌上压、耸肩和挤肩。做所有这些动作，然后重复。

伸展与放松
坐姿伸展胸肌、肱三头肌和侧肌。

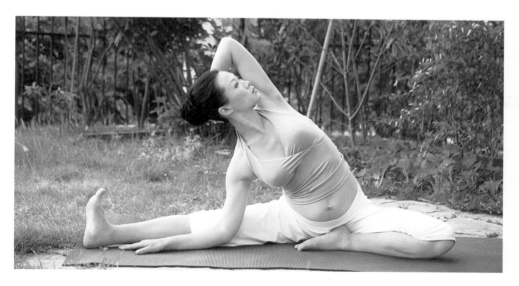

30分钟
下半身计划

热身运动
所有的热身和放松运动，小腿肌、股四头肌、臀屈肌、内收肌伸展。

强化与调适
下蹲、抬小腿、骨盆底运动、腰十字、大腿外抬、大腿内抬。

伸展与放松
腿筋、内收肌、臀肌的坐姿伸展，股四头肌、小腿肌和臀屈肌的站姿伸展。

35分钟
心脏计划

热身运动
所有的热身和放松运动，小腿肌、股四头肌、臀屈肌和内收肌的伸展。

有氧运动
在这一部分中挑选，或进行20分钟快步行走。

伸展与放松
腿筋、内收肌和臀肌的坐姿伸展，股四头肌、小腿肌和臀屈肌的站姿伸展。

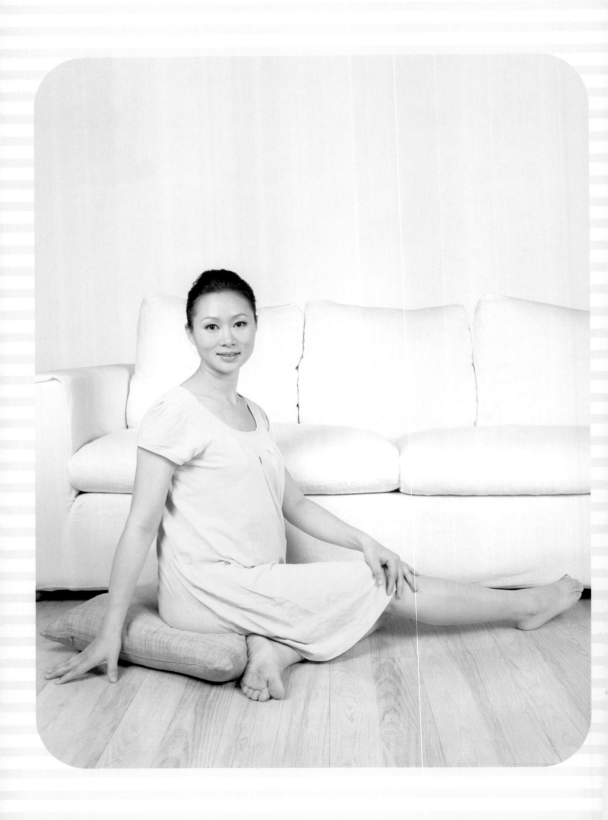

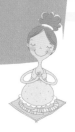

第二章

开启"孕动"计划，呵护十足"孕味"

孕早期由于胚胎刚刚到宫腔中"安家"，胎盘尚未完全形成，所以宝宝和妈妈的连接还不稳定，这时候比较容易发生流产，因此这个阶段的孕妈咪应该注意休息，避免剧烈的运动。但并不是说这个阶段的孕妈咪就不能动了，相反，适当的运动对孕妇和胎儿都是有好处的。

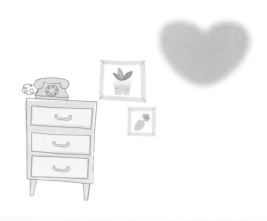

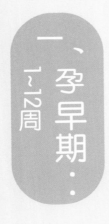

一、孕早期：1~12周

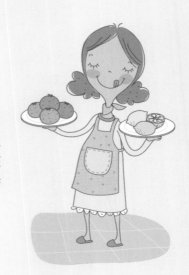

卵子一旦受精，你的身体就会开始进入成为母亲的过程，这个过程是令人惊奇的。不过，在接下来的几周，妊娠症状可能会令你没有心情庆祝一番。

1. 孕早期运动指导

如果怀孕进展得正常，你又习惯于体育运动，那么孕期请继续保持这个良好的习惯；如果你在运动方面是个新手，那么应该逐步进行而且十分小心；如果你不太喜欢运动，那就不要强迫自己。

这个时期是怀孕期中最脆弱的阶段，也是胎儿形成的关键时期。注意遵守以下几点：

◎不要使身体太热，多余的热会传给胎儿，造成伤害。宝宝出生前，不要进行桑拿和日光浴。

◎一定要在通风良好的房间运动。

◎定时喝水，防止虚脱。

2. 孕早期运动的益处

温和的运动有助于减轻由于激素水平上升引起的不适症状。在任何时候，恶心呕吐的妊娠反应都可能发生，运动可减轻这种症状。运动是一种恢复方式，可以提高身体能量水平。但是如果你非常疲劳，就应该休息。运动时，为了减轻乳房的疼痛和不适，要戴支撑性良好的胸罩。

二、从训练呼吸开始

呼吸是联系人的生理与精神的纽带，通过各种不同的呼吸方法能有效地按摩内脏，刺激各生理腺体良性的分泌，激活神经系统的潜力，使身体和心灵得到充分的放松。

专家提醒： 由于胎儿时时刻刻都需要氧气，因此孕妇在做任何动作练习时，都不要屏住呼吸，即使是很短的时间也不允许。

腹式呼吸法

注意
呼吸过程要保持顺畅、稳定，要根据个人情况，慢慢地增加练习难度，加长呼吸的时间。

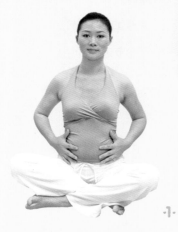

·1·

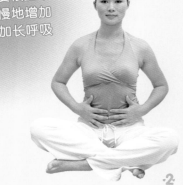

·2·

1. 腰部挺直，双腿自然盘坐于垫子上，双手轻轻地放在肚子两侧，缓缓地吸气，感觉腹部慢慢鼓起，让空气充满肺的下半部；接着胸部开始慢慢地抬高，让空气充满肺的上半部，横膈膜下降；尽量延长吸气的时间，让空气充满整个肺部，使腹部充满空气而隆起。（图1）

2. 让气流带动双手慢慢往前抚摸肚皮，至两手中指指尖相触，缓缓地呼气，先放松胸部，再放松胸下部和腹部，横膈膜上升，最后收缩腹肌，将停滞在肺底部的二氧化碳完全排出。（图2）

交替呼吸法

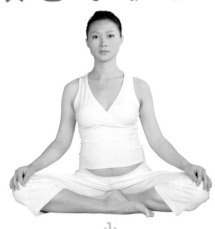

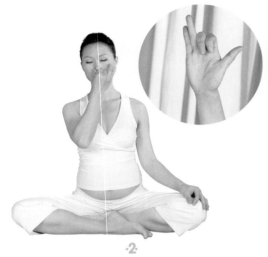

1. 腰部挺直，双腿自然盘坐于垫子上，双手自然置于双膝上，深呼吸几次，放松身心。（图1）

2. 保持姿势，左手扶膝，右手抬高，食指和中指向手心弯曲，以大拇指按住右侧鼻翼，只用左鼻孔进行深长、缓慢的呼吸；眼睛要闭上，细细体会气息在身体里的运行，均匀、轻柔地进行5个完全呼吸。（图2）

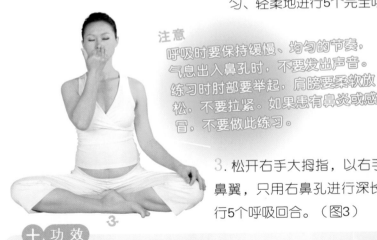

注意

呼吸时要保持缓慢、均匀的节奏，气息出入鼻孔时，不要发出声音。练习时肘部要举起，肩膀要柔软放松，不要拉紧。如果患有鼻炎或感冒，不要做此练习。

3. 松开右手大拇指，以右手的无名指按住左侧鼻翼，只用右鼻孔进行深长、缓慢的呼吸，进行5个呼吸回合。（图3）

➕ **功效**

这种练习法可增加孕妇身体的氧气供给，还有助于肺部内二氧化碳等废气的排出，强化上呼吸道的功能，使经络通畅，预防鼻炎和感冒。

胜利式呼吸法

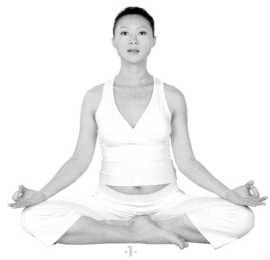

1. 腰部挺直，双腿自然盘坐于垫子上，双手自然置于双膝上，掌心向上，拇指与食指相触，目视前方。嘴巴微微张开，收紧咽喉根部在锁骨附近的肌肉，关闭声门，鼻子慢慢呼气，体会咽喉后部空气的流动。（图1）

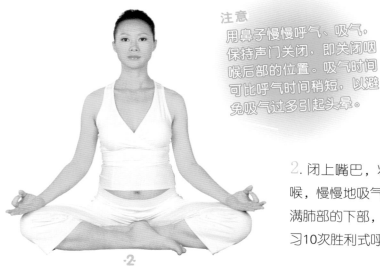

注意
用鼻子慢慢呼气、吸气，保持声门关闭，即关闭咽喉后部的位置。吸气时间可比呼气时间稍短，以避免吸气过多引起头晕。

2. 闭上嘴巴，将注意力停留在咽喉，慢慢地吸气，让空气慢慢地充满肺部的下部，直至双肺。重复练习10次胜利式呼吸法。（图2）

十 功 效

闭声门就如同关闭了控制空气进出的闸门，坚持练习此呼吸法能让孕妇更好地控制呼吸，消除精神紧张，舒缓身体不适。

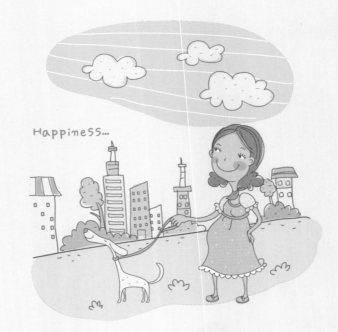

三、步行疗法，消解身心一切烦恼

散步是一项既有益又简便的运动方式。散步还有利于调节孕妇情绪、增进食欲、有利睡眠、保持肌肉健康，运动的同时，最大程度地安胎、保胎、养胎，所以，散步最适合怀孕初期的孕妇。

散步最好在空气清新、环境幽静的公园、植物园等进行，还要注意时间和时长的安排，以及散步的方式方法。专家建议，孕妇可根据自己的感觉来调整散步的时长，以不感觉疲劳为宜，且每天时间的总和以不超过一小时为好。散步的时间安排和方式方法也有讲究，通常早上起床后和晚饭后最适合散步，但散步方式与方法要有所区别。

专家提醒：孕妇一定要根据自己的身体状态和运动习惯选择适合的运动方式，不要一味追求运动的特殊效果。

基础散步法

注意
步行过程中要保持放松的状态，按照自己的节奏行走，步伐不要太大，配合深呼吸，保持呼吸的顺畅、稳定。

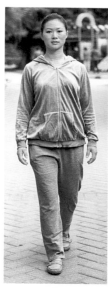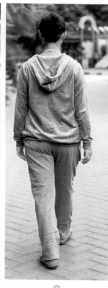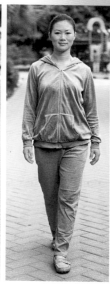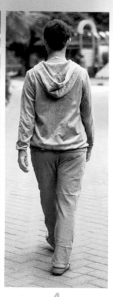

·1· ·2· ·3· ·4·

1. 保持身体直立，伸直腰背，肩膀放松，目视前方，迈出右脚向前踏出第一步，左手肘同时弯曲向前摆动。当右脚向前迈出时，肩部要向外展开。脚步最好保持在一条直线上，这样有助于矫正身体的重心。（图1、2）

2. 腰部用力，迈出左脚，脚跟先着地，右手肘同时弯曲向前摆动。注意膝盖不要弯曲，用右脚来支撑身体重量；手肘不要摆到身体前面，随着脚步的移动自然摆动，这样有助于保持身体的端直。（图3、4）

✚ 功效

　　这种散步方式可调整身体的重心，使身体保持平和、稳定的状态；还能调整孕妇的自律神经功能，提升免疫力；还可锻炼肺部功能，提高分娩时缓解疼痛的呼吸技巧。

激活散步法

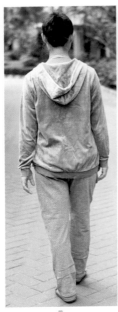 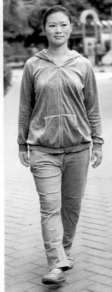 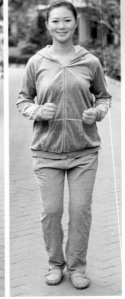

·1·   ·2·   ·3·

注意
运动过程中要保持稳定的呼吸，若发生气喘、胸闷等现象要马上停止运动，慢走休息一会儿再看情况是否要继续。

1. 以慢走开始，步幅不宜太大，速度不要太快，以个人感觉轻松舒适为准；双臂自然在体侧摆动，幅度不要太大，手肘不要摆动到身体前面。进行5分钟左右即可。（图1）

2. 步频稍稍加快，手臂摆动随之加快，激活体内能量。注意精神不要过度紧张，保持1分钟即可。（图2）

3. 步频再加快，快步行走，控制呼吸，进一步激活体内能量。注意速度要比小跑慢，强度要比小跑低，保持1分钟即可。（图3）

→ 如此反复循环4～5次，结束时要慢走3分钟，放松身心。

这种散步法比较适合怀孕过程很正常、没有流产史和先兆流产迹象，且习惯于运动锻炼的孕妇。如果个人不太喜欢运动，且平常没有运动习惯的孕妇就应降低运动难度和强度，或避免采用此种运动方式。

✚ 功 效

这种散步方式有助于激活体内能量，促进血液循环，加强孕妇体内的新陈代谢，促进体内废气的排出；还能加强肺部的功能，增强氧气的供给；可锻炼腿部肌肉力量，为孕妇自然分娩打好基础。

综合散步法

注意
往前踏出的腿要保持伸直，不要弯曲。以肘部带动肩部的上下运动，肩部不要耸起，以免造成肩部肌肉紧张。

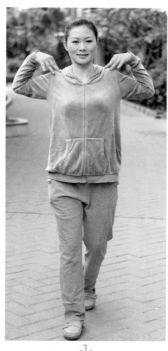 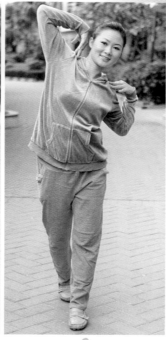 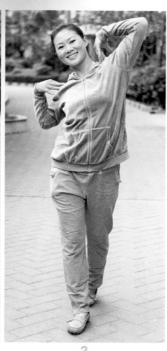

·1· ·2· ·3·

1. 采用正确的走路姿势，身体直立，腰背挺直，肩膀放松，将双臂向上弯曲，指尖轻轻地搭在肩膀上。（图1）

2. 左脚向前迈出，伸直，重心移至左脚；身体微微向左倾斜，右肘抬起向上伸展，左肩下沉，左肘自然下垂。（图2）

3. 右腿向前迈出，伸直，重心移至右脚；身体微微向右倾斜，左肘抬起向上伸展，右肩下沉，右肘自然下垂。（图3）

→ 如此反复循环3～5次，结束时自然慢走5分钟，放松身心。

 功效

　　这种散步方式能很好地锻炼横膈膜和胸大肌，增强肺活量，提高孕妇抵抗疾病的能力；舒缓腰背酸痛，矫正身体重心失衡，帮助孕妇保持良好的体形。

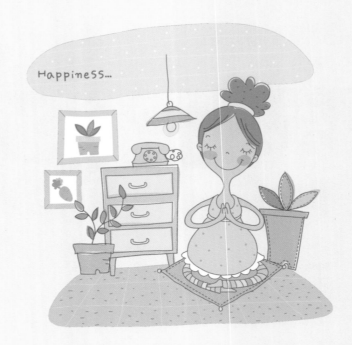

Happiness...

四、简易毛巾操，居家「孕动」新模式

随着腹部的隆起，孕妇会发现身体变得笨拙、沉重，以前能做到的动作现在很多都做不到，考虑到胎儿的健康，孕妇也不适宜大幅度的运动。这时，不妨选择一些简单易操作、强度较低、对身体要求较低的运动方式，如毛巾操。

毛巾操不需要专业的健身教练，不需借助更多的器械，也没有很高的身体要求。平时在家拿一条长度适宜的毛巾、穿一套宽松舒适的衣服就可以了。

最适合怀孕初期练习的毛巾操是一种伸展运动，它是通过毛巾这个道具对肩、腰、腿、臀等身体部位进行伸展和扭转。孕妇坚持练习，可促进体内血液循环，有消除腰酸背痛、头晕眼花、腿部浮肿等作用。

练习毛巾操时要注意：①要根据个人身体的大小和身体的活动范围选择适宜长度的毛巾；②运动时，要注意姿势的准确性；③练习时要保持呼吸的舒畅，不要屏住呼吸；④孕妇练习时，准爸爸可在一旁辅助，并留意孕妇的运动情况；⑤播放一些旋律优美、节奏舒缓的音乐，随着音乐伸展身体；⑥练习时注意肌肉的紧张情况，不可勉强自己，过度拉伸肌肉。

肩膀运动

毛巾的长度 配合肩部的活动幅度，握住毛巾两端，将毛巾拉直，毛巾要与肩同宽。

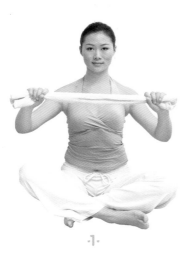
·1·

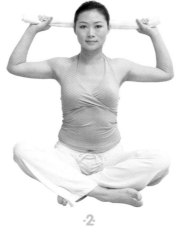
·2·

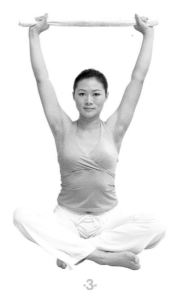
·3·

1. 采用舒适的坐姿，可坐在垫子上或椅子上，双手握紧毛巾的两端，放在距离胸部前方约10厘米处，挺胸，手臂用力向外拉扯毛巾，保持约8秒钟。（图1）

2. 双手握紧毛巾水平上移，绕过头顶，再往下将毛巾放在头部后方，与耳朵齐平；肘部向外打开，双手用力向外拉扯毛巾，感受肩部与上背部肌肉的挤压，保持约10秒钟。（图2）

3. 肘部慢慢伸直，手臂尽量向上伸展，将毛巾水平放在头部上方；全身用力向外拉扯毛巾，保持约10秒钟。（图3）

注意
手肘保持约与胸部同高，用力时肩膀要放松。

注意
同样是手臂用力拉动毛巾，肩部不要耸起。

注意
保持肘部伸直，不要弯曲。

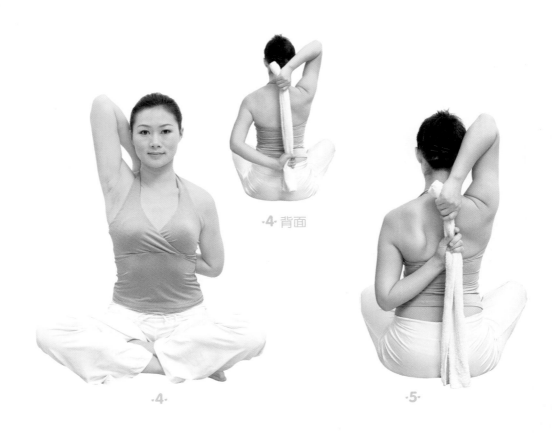

·4· 背面

·4·

·5·

4. 双手放下，右手于脑后握住毛巾的一端，手肘向下弯曲；左手于腰部握住毛巾的另一端；双手握紧毛巾，使毛巾与地面垂直，再用力向上向下拉扯毛巾，保持约8秒钟。（图4、5）

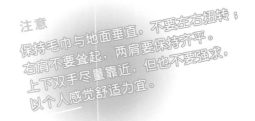

注意

保持毛巾与地面垂直，不要左右扭转；右肩不要耸起，两肩要保持齐平。上下双手尽量靠近，但也不要强求。以个人感觉舒适为宜。

➕ 功 效

舒展放松肩部肌肉，消除肩部紧张与疼痛。

锻炼强化肩部肌肉，增强肩部的抗压性。

全方位训练手臂前侧、后侧肌肉，强化手臂力量，预防手臂赘肉堆积。

腿·部·伸·展

毛巾的长度 坐在垫子上，将毛巾对折套在一只脚的脚掌前端，伸直膝盖，用双手握住毛巾的两端，长度以不勉强自己的体能为原则。腿部较僵硬的人建议使用较长的运动毛巾。

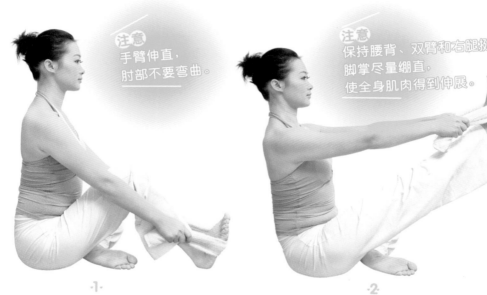

注意
手臂伸直，
肘部不要弯曲。

注意
保持腰背、双臂和右腿挺直，
脚掌尽量绷直，
使全身肌肉得到伸展。

1. 用一个舒适的姿势坐在地垫上，腰背挺直，右膝弯曲，用毛巾套住右脚脚板，双手握住毛巾两端，手臂伸直，右脚往外蹬，双手向内拉扯毛巾。（图1）

2. 吐气，保持腰背挺直，右腿慢慢伸直，再尽力拉动毛巾，使右腿尽量向上抬起，充分伸展腿部肌肉。抬至最高处时，保持姿势约10秒钟。（图2）

→ 慢慢放下右腿，回到最初姿势，换腿操作。

➕ 功 效

训练大腿前侧与后侧肌肉，减少大腿根部赘肉堆积。
伸展腰背、双腿、双臂肌肉，增强腿部韧带的延展性。
抬高腿部，促进腿部血液回流，减轻双腿水肿，避免静脉曲张。

扭转腰部

毛巾的长度 比肩部略宽。身体比较僵硬的人可以放宽长度。

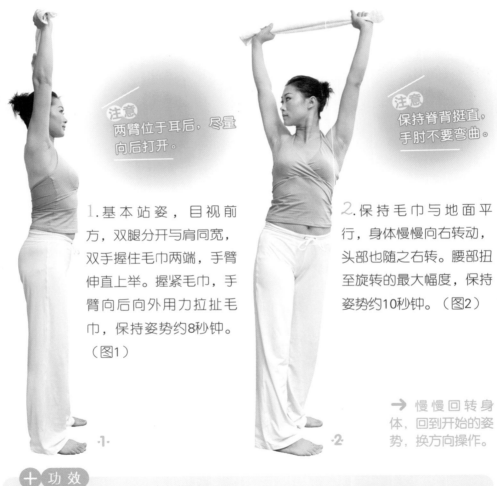

注意
两臂位于耳后，尽量向后打开。

注意
保持脊背挺直，手肘不要弯曲。

1. 基本站姿，目视前方，双腿分开与肩同宽，双手握住毛巾两端，手臂伸直上举。握紧毛巾，手臂向后向外用力拉扯毛巾，保持姿势约8秒钟。（图1）

2. 保持毛巾与地面平行，身体慢慢向右转动，头部也随之右转。腰部扭至旋转的最大幅度，保持姿势约10秒钟。（图2）

→ 慢慢回转身体，回到开始的姿势，换方向操作。

➕ 功 效

伸展全身肌肉，促进机体新陈代谢，排除体内多余水分和有毒物质；活动脊背，促进脊椎血液循环，润滑腰椎与脊椎关节；训练腰部侧面肌肉，增强腰肌的力量，消除腰部酸痛，预防腰肌劳损。

下蹲式

毛巾的长度 握紧毛巾的一端，从胸部中间向一旁伸直手臂的长度，肩部比较灵活的人士可缩短两手间毛巾的长度。

1. 基本站姿，双腿分开与肩同宽，双手握紧毛巾两端，伸直上举。握紧毛巾，两臂尽量向后打开于耳后，再向外用力拉扯毛巾，保持姿势约8秒钟。（图1）

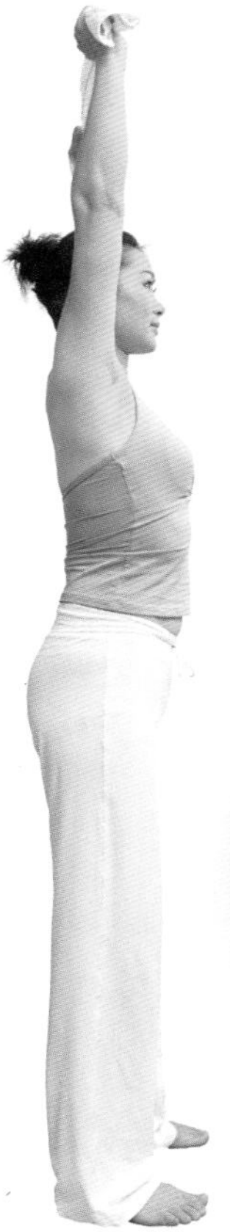

2. 保持身体平衡，双膝弯曲，慢慢地下蹲，下蹲幅度以个人极限为宜，保持姿势3~5秒钟。（图2）

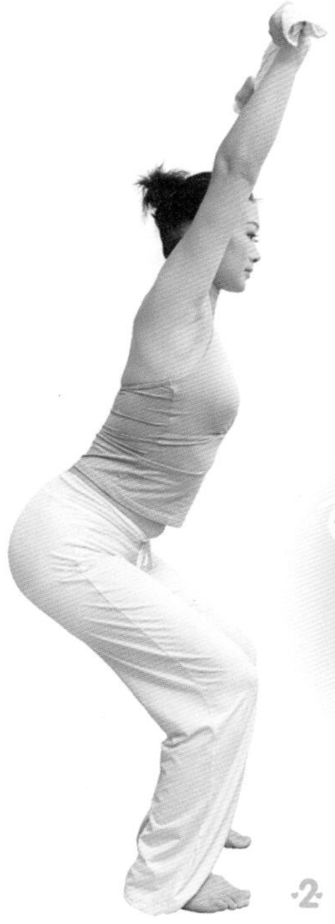

注意
肩部不要耸起，肘部不要弯曲。

注意
保持身体平衡，感觉蹲下有难度的，双腿可再分开些。

＋ 功效

伸展腰背肌肉，营养脊椎、腰椎，减轻腰背疲劳；训练盆腔底肌群，增强对胎儿的支撑力，有助顺产；强化大腿肌肉力量，预防"肥臀"的产生。

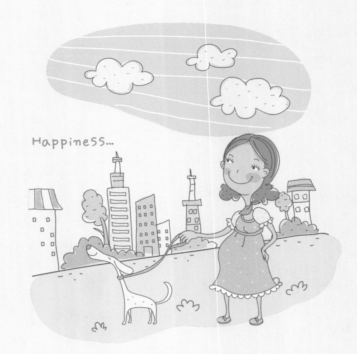

五、有氧健身操，与小宝宝一起成长

Happiness...

妊娠体操主要可以训练孕妇腹部、背部及骨盆肌肉的张力，以支撑逐渐长大的子宫，保护胎儿的成长，并维护身体的平衡。孕妇可以视个人体力，每回练习六至八次。

孕早期坚持练习有氧健身操，可增强孕妇的体质，减轻呕吐、胸闷等早孕不适感。怀孕初期也是孕妇抵抗力减弱的时候，最容易感冒。经常练习有氧健身操，可加强孕妇皮肤黏膜的抵抗力，预防感冒的侵袭。

训练肱二头肌

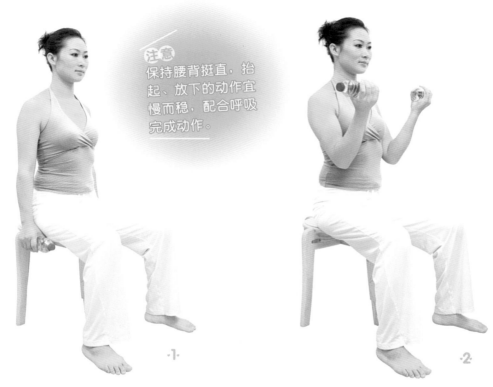

注意

保持腰背挺直，抬起、放下的动作宜慢而稳，配合呼吸完成动作。

·1·　　　　　　　　　　·2·

1. 将凳子或椅子放稳，坐于椅子前端2/3处，腰背挺直，双膝分开与骨盆同宽，双手握住哑铃（可用瓶装矿泉水替代，哑铃应选择重量较轻的）。（图1）

2. 呼气，掌心向上，屈肘，将哑铃上举；吸气，前臂慢慢放下伸直，回到开始的姿势。重复8～12次。（图2）

十 功 效

　　针对训练肱二头肌，增强手臂力量，为产后胎儿的哺育提供帮助；同时有助于消除手臂赘肉，有利于产后身材的快速恢复。

训练肱三头肌

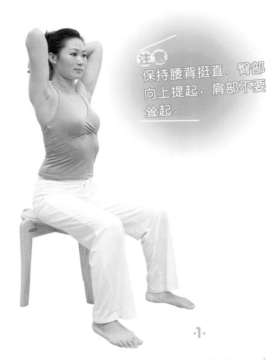

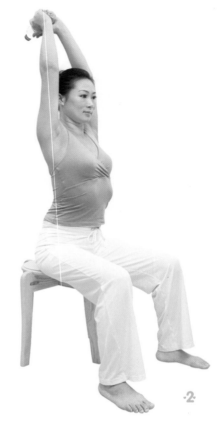

注意
保持腰背挺直，臀部向上提起，肩部不要耸起。

1. 将凳子或椅子放稳，坐于椅子前端2/3处，腰背挺直，双膝分开与骨盆同宽；双手握住哑铃（可用瓶装矿泉水替代，哑铃应选择重量较轻的），吸气屈肘，将哑铃放于脑后，肘部尽量向上延伸。（图1）

2. 呼气，手臂慢慢向上伸直，举起哑铃；吸气时，手臂慢慢放下，回到开始的动作。重复8～12次。（图2）

十 功效

针对训练肱三头肌，收紧手臂后侧肌肉，预防孕期手臂赘肉的形成，有利于产后身材的快速恢复。同时可增强上肢力量，为中后期腹部增大、下肢动作不便提供帮助。

训练三角肌

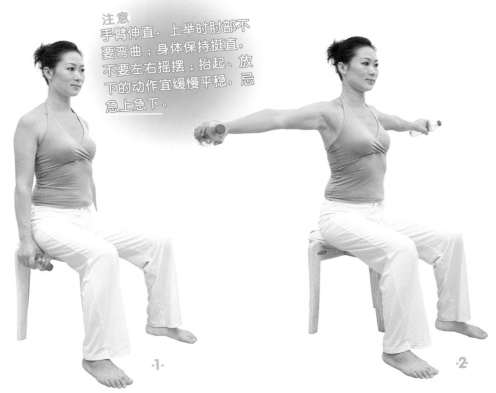

注意
手臂伸直，上举时肘部不要弯曲；身体保持挺直，不要左右摇摆；抬起、放下的动作宜缓慢平稳，忌急上急下。

·1·

·2·

1. 将凳子或椅子放稳，坐于椅子前端2/3处，腰背挺直，双膝分开与骨盆同宽，双手握住哑铃（可用瓶装矿泉水替代，哑铃应选择重量较轻的），自然垂于身侧。（图1）

2. 呼气，两臂伸直，由侧面上举至与肩同平，保持一个呼吸的时间；吸气，双臂慢慢还原。重复8~12次。（图2）

十 功效

针对三角肌进行训练，增强肩部的力量，矫正左右肩部失衡的现象，使体形显得匀称、优美。还可减轻背痛，强壮胸部肌肉。

训练盆底肌

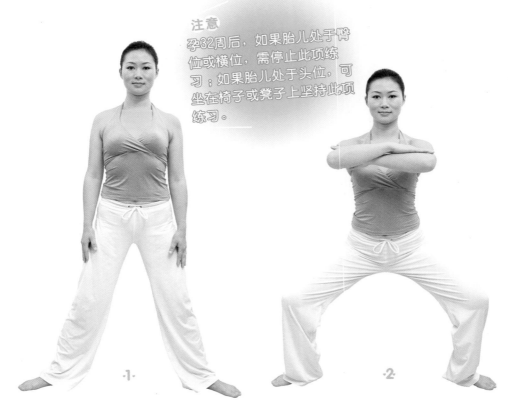

注意
孕32周后，如果胎儿处于臀位或横位，需停止此项练习；如果胎儿处于头位，可坐在椅子或凳子上坚持此项练习。

·1·

·2·

1. 基本站姿，双腿大大地分开，两脚外展45°，两膝向外打开；腰背挺直，肩膀放松，双手自然下垂贴于大腿两侧。（图1）

2. 双臂抬起与肩平，肘部弯曲，前臂交叉叠于胸前；屈膝慢慢下蹲成蹲坐状态，保持8～15秒。（图2）

➕ 功 效

盆腔底的深层肌肉就像一个托盘或吊床，承托着盆腔器官与胎儿。随着胎儿重量的增加，盆底压力增大就可能发生肌肉损伤或松弛。尽早开展盆底肌肉练习，可增强盆底肌肉力量和会阴部肌肉的弹性，减轻损伤和松弛，还有利于分娩。

训练大腿外侧肌群

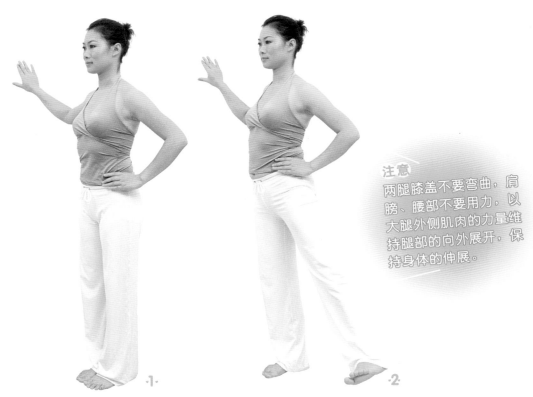

·1· ·2·

注意

注意
两腿膝盖不要弯曲，肩膀、腰部不要用力，以大腿外侧肌肉的力量维持腿部的向外展开，保持身体的伸展。

1.双腿并拢直立，右手扶墙，左手叉腰，确保身体平衡；吸气，腰背挺直，臀部收紧，尾骨向上抬。（图1）

2.保持脊背挺直、躯干稳定，呼气，腹部稍稍往内收，左腿向外打开伸直约30°；右腿可略微松弛，不用绷得过紧，但不要过于放松弯曲。保持8~15秒，然后换腿操作。（图2）

十 功 效

这组动作针对训练缺少运动的腿部外侧肌群，使身体的每一块关节肌肉处于一个稳固平衡的位置；收紧腿部外扩的赘肉，美化双腿线条；利用大腿外侧肌肉的收缩，还可减轻小腿和脚的疲劳、麻痹，避免腿部抽筋。

训·练·大·腿·后·侧·肌·肉

1. 手扶在椅面上，收紧骨盆，左腿向后伸展，脚趾贴在地板上，脚后跟离地，膝盖不要弯曲，感受力量向脚尖外延伸。（图1）

注意
肩膀放松，不要耸起；髋部不要左右扭转，保持髋部在直立腿的正上方，正对椅子；单腿向后伸展时，如果髋部感到酸痛，应休息片刻再开始练习。

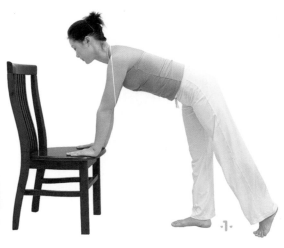

·1·

2. 呼气，保持左右髋部与椅子平行，左腿向后抬高至与肩背成一直线；保持左腿抬高，左膝向后弯曲，用脚跟去找臀部；吸气，左腿慢慢放回地面，回到开始的姿势，换腿操作。反复练习8~10次。（图2）

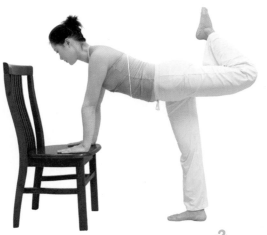

·2·

➕ 功 效

这组动作针对训练大腿后侧肌群，保持大腿的平衡性和对称性；强化大腿后侧肌群力量，增强腿部柔韧性；收紧大腿后侧肌肉，美化腿部线条；促进腿部血液循环，消除水肿，预防静脉曲张。

训练臀肌

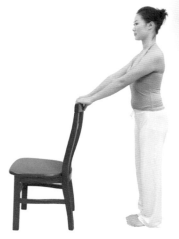

注意

保持左右髋部在同一水平线上，与椅子平行，骨盆不要左右翻转。单腿向后伸展时，注意力要放在后面的腿上，保持膝盖不要弯曲，将力量向脚尖延伸。

·1·

·2·

1. 腰背挺直，站立在距离椅子一步的位置上；身体微微向前倾，双手扶住椅背，借助椅子保持平衡，注意肩膀放松，不要耸起。（图1）

2. 呼气，身体慢慢向前倾斜，收紧臀部，左腿慢慢向身后抬高到舒适的高度；吸气，左腿慢慢放下，换右腿慢慢向身后抬高，反复练习8～10次。（图2）

3. 孕28周后，可适度加强此动作的难度：双手扶在椅面上，保持颈椎和脊椎成直线，呼气，左腿向后伸展，尽可能抬高与身体成一条直线。吸气时放下，换腿操作，反复练习8～10次。（图3）

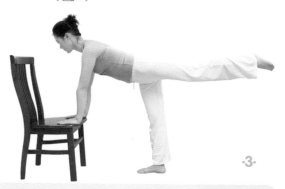

·3·

➕ 功 效

针对训练臀肌，强化臀部肌肉力量，有助于孕妇保持灵活的弯腰和抬高身体等活动；臀部处于背与腿之间，臀肌的训练还有助于塑造紧实优美的臀部曲线。

训练小腿肌

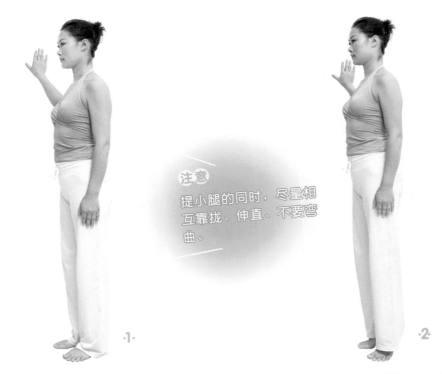

注意

提小腿的同时，尽量相互靠拢、伸直、不要弯曲。

1. 双腿并拢站立，左手自然垂下，右手扶墙面，保持身体平衡，腰背挺直，腹部微微内收，目视前方，身体放松，肩部不要耸起，保持左右肩在同一直线上。（图1）

2. 呼气，脚后跟往上提，尽量向上抬高，保持身体的伸展，膝盖不要弯曲外翻，重心随着小腿的提升向上移。吸气时双腿慢慢回到地面，恢复到开始的姿势，重复练习8～10次。（图2）

✚ 功效

怀孕后随着胎儿的生长，孕妇的身体重心会发生改变，使身体出现腰部过度前凸、小腿肌肉持续紧张的状态，可能还伴有小腿抽筋、麻木等不适。针对小腿肌肉训练，可强化小腿肌肉耐力，增强腿部柔韧性，使肌肉不易疲劳，减少抽筋、麻木、痉挛等症状的发生。

放松

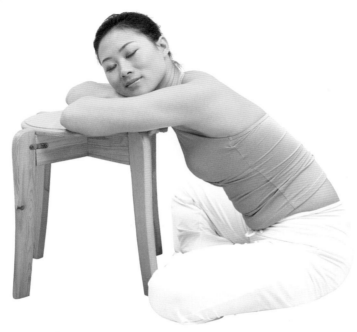

注意

尽量放松身体，趴靠的凳子不宜太高，以免双臂吃力；也不宜太低，以免挤压到脊椎；以感觉舒适的高度为宜。如果感觉地面比较冷的话，可以垫一个垫子。

双腿自然盘坐在垫子上，尽量分开一点，给肚子留足够的空间，以免挤压到胎儿。双手相叠，放松地搁在凳子上（沙发、椅子等适宜高度的支撑物都可以），头部左转，轻轻地搁在双手上，闭目调息，休息片刻。

+ 功效

深入放松身体，让健身操的训练功效得到良好的吸收和结合；解除疲劳，消除神经紧张，治疗神经衰弱和失眠症；平和情绪，缓解怀孕引起的焦虑、紧张、暴躁等情绪，舒缓孕早期头晕、呕吐等不适。

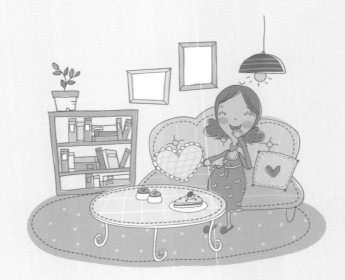

六、舒缓瑜伽，轻松迎好「孕」

　　妊娠早期，由于生理上的巨大改变，孕妇的心理会受到较大影响，使很多孕妇在这个时期呈现精神紧张、妊娠反应严重等现象。进行适当的运动，有助于孕妇放松身心，保持稳定平和的心态，还可以增强体力，提高身体的平衡感，调节身体的内分泌，让怀孕和分娩更为安全顺利。

　　孕妇瑜伽强调专注的呼吸、温和的伸展和独特的体位法，专门针对孕妇不同阶段的生理和心理特点，能帮助孕妇很好地控制呼吸，提高身体的柔韧度和灵活度，舒缓孕期不适，解除精神压力，是孕期保健养生最安全的运动方式之一。

　　怀孕的前3个月，因为胚胎着床尚不稳定，建议多练习呼吸法和温和的伸展，增强呼吸的控制能力和身体的柔韧性。运动强度比较大的体位法，到胎儿发育稳定的孕中期和孕晚期再练习为佳。

坐姿山式呼吸

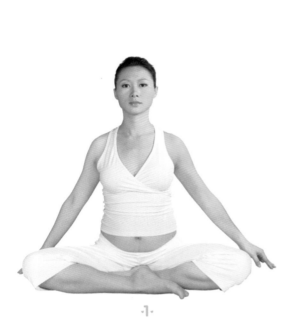

·1·

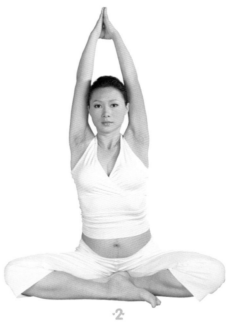

·2·

1. 双腿自然盘坐在垫子上，腰背挺直，目视前方，双手自然放在身体两侧。（图1）

2. 慢慢地吸气，两手臂由侧面向上伸展靠拢，双手合掌，拇指相扣，双臂向上延伸，尽量靠近耳朵后侧。呼气，放松臀部和大腿，将尾椎骨向下沉，向下延伸脊椎，保持两个呼吸的时间；吸气，手臂向上伸展，带动脊椎向上延伸，保持两个呼吸的时间。呼气，慢慢地打开手，回到开始的姿势，保持腰背挺直，双手自然置于身体两侧。（图2）

3. 吸气，抬起右手，左手指尖撑地；呼气，身体慢慢向左侧倾斜，头部向右转，眼睛向上看。坐稳，体会右侧腰部的伸展，保持几个自然、深长的呼吸；吸气，慢慢地抬起上半身；呼气，右手臂放下，指尖着地，回到开始的姿势，再反方向做一遍。（图3、4）

这个动作也可以这样做：吸气，抬起左手，手掌心扶住后脑勺，右手指尖撑地，保持背部挺直；呼气，身体慢慢地向右侧倾斜，眼睛向上看，臀部坐稳，慢慢伸展左侧腰部，保持几个自然、深长的呼吸；吸气，慢慢地打开手，身体回正；呼气，放下手臂，回到开始的姿势，再反方向做一次。

注意
为减少尾椎和臀部的不适，孕妈咪可备一条毛巾叠好垫在臀部下方，再进行练习。

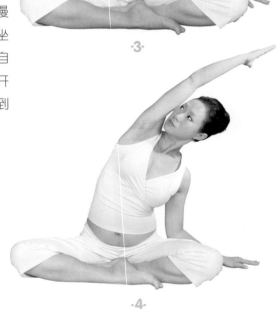

-3-

-4-

＋ 功 效

伸展腰部，减轻腰部不适；集中注意力，舒缓精神紧张；促进腰部血液循环，避免腰部脂肪堆积，预防"游泳圈"的产生。

手关节练习

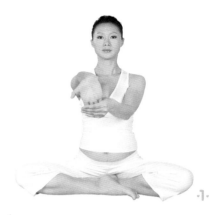

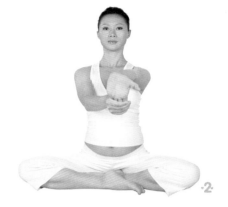

1. 双腿自然盘坐在垫子上，腰背挺直，目视前方；伸出右手，左手拇指与其他四指相对捏住右手指；吸气，慢慢地将右手掌心向前推，伸展手臂的前侧，保持几个呼吸的时间。（图1）

2. 保持自然盘坐的姿势，腰背挺直，换边，以右手的拇指与其他四指相对捏住左手指；吸气，慢慢地将左手掌心向前推，伸展手臂的前侧，保持几个呼吸的时间。（图2）

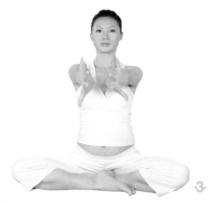

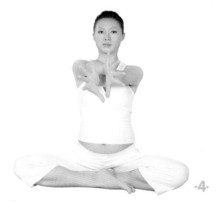

3. 自然盘坐，保持腰背挺直，肩部放松；吸气，两臂向前平举，掌心向外，手指尽量向前延伸。（图3）

4. 呼气，缓缓地将右臂放在左臂上，两手掌心相对，五指分开，向外延伸。（图4）

5. 吸气，五指相扣，保持腰背挺直，肩部放松，手臂尽量向前延伸。（图5）

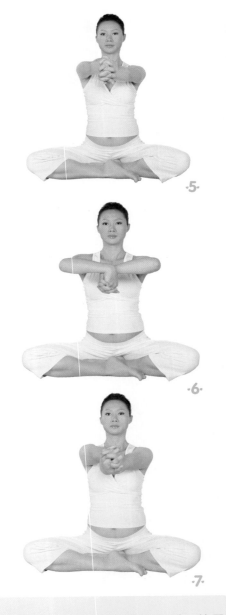

-5-

6. 呼气，肘部慢慢地弯曲，手腕向下移动，向胸前靠拢，手腕继续移动，由下往上移动，向外推出，手臂向前伸展。如果练习时手臂的伸展有难度，右手臂可抬高一点。（图6、7）

→ 然后呼气，手腕向回收，回到上一姿势，重复练习2～3次。再反方向练习一个回合。

-6-

注意
保持背部挺直，双肩不要耸起，保持顺畅的呼吸。

-7-

➕ **功效**

锻炼手关节，灵活手腕；运动手指，消除手部和手腕部的紧张不适；伸展手臂，紧实手臂肌肉；放松肩关节，预防肩背紧张。

头ᵥ颈ᵥ练ᵥ习

1. 放松身心，双腿自然盘坐在垫子上，挺直腰背，双手自然放松放在膝盖上。呼气，仰起头，下巴尽量往上抬；吸气，头部回到正中，目视前方。（图1）

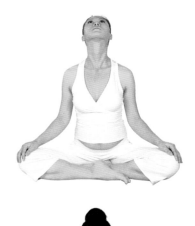
·1·

2. 深呼吸3~5次后，呼气，做点头状，下巴向颈部靠拢；吸气，抬起头，头部回到正中，目视前方。（图2）

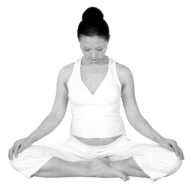
·2·

3. 深呼吸几次，保持腰背挺直，呼气，头部慢慢向右转；吸气，头部慢慢回到正中。（图3）

➜ 恢复到起始的姿势，头部向上向下弯曲后再向左转，完成一个回合。每天练习3~5次。

注意
尽量放松身体，双肩不要耸起，保持顺畅的呼吸。

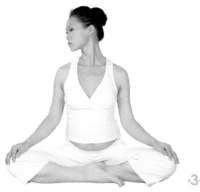
·3·

＋ 功 效

消除头部、颈部和双肩的压力，减轻颈部疼痛，缓解因怀孕引起的头痛、头晕、肩颈酸痛的现象。

肩关节练习

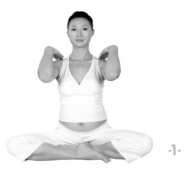

1. 放松身体，双腿自然盘坐在垫子上，腰背挺直，目视前方。吸气，双手抬起，指尖搭在肩膀上，肘部朝向前方，保持几个呼吸的时间。（图1）

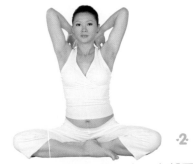

2. 深呼吸，保持身体挺直，肩部不要用力，借助肘部的力量使手臂慢慢地向上抬起，肘部靠近双耳，上臂与身体平行，保持几个呼吸的时间。（图2）

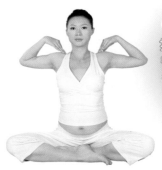

注意

指尖不要用力，以手臂的力量带动肩关节活动；腰背要挺直，不要弯曲；肩部要放松，不要耸起。

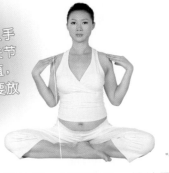

3. 保持身体挺直，肘部慢慢向两侧、向下移动，使上臂与肩部齐平。注意指尖不要用力，肩部不要耸起，以手臂的力量维持这一姿势，深呼吸2～3次。（图3）

4. 肩部放松、手臂放松，保持腰部挺直，肘部慢慢向下移动至身体两侧，使上臂与身体平行。（图4）

+ 功效

　　放松肩部，灵活肩关节；锻炼手臂肌肉，预防手臂脂肪的堆积；促进肩部血液循环，滋养肩背，预防肩周炎等肩背疾病。

脚踝运动

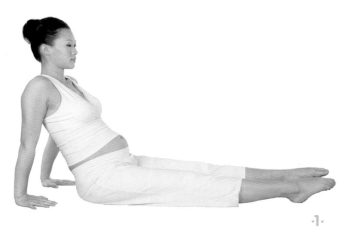

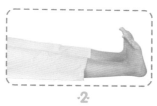

1. 双手放在臀部后侧，手掌贴地，指尖向前，双腿向前伸直，微微分开；吸气，脚尖用力向前绷直，双腿尽量向前延伸。（图1）

2. 呼气，脚尖往回勾，脚跟尽量向前蹬。再次吸气，脚尖绷直，反复练习3～5次。（图2）

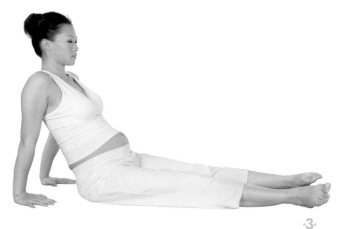

3. 吸气，转动脚踝，脚尖由左向右慢慢地画圈，尽量把画圈的幅度做到最大，让脚踝得到更大范围的活动。然后反方向由右向左画圈，活动脚踝，反复2～3次。（图3、4、5、6）

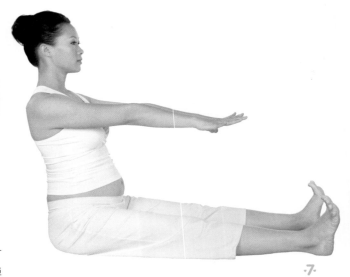

注意

保持呼吸的顺畅，腰背挺直，肩部放松，地面不要太凉。这个练习没有次数限制，多多练习有助于舒缓双腿的不适。

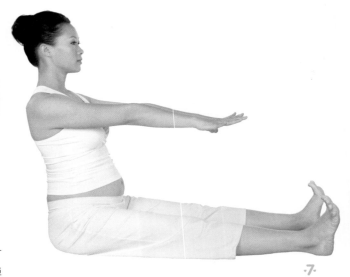

·7·

4. 将身体坐正，活动一下手腕；脚尖往回勾，腰背挺直，手臂向上抬起，与肩部平行，指尖朝前；吸气，手指脚趾同时用力向外张开。（图7）

5. 呼气，手指向内握拳，脚趾抓紧；再呼气，手指脚趾同时向外张开，反复练习3~5次。（图8）

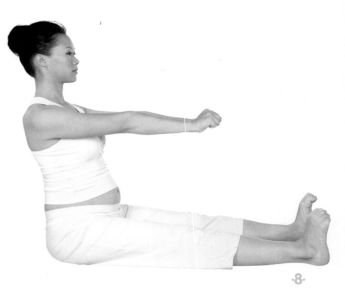

·8·

➕ 功 效

　　肌肉放松脚关节和膝关节，灵活脚踝，增大脚关节和趾关节的活动范围；促进脚部和腿部血液回流，减轻下肢浮肿的现象；伸展腿部和手臂，紧实四肢的肌肉；刺激大脑末梢神经，消除紧张、焦躁的情绪。

猫式伸展

注意
练习过程中要保持手臂的挺直，稳住身体；肩部要放松，重点体会脊椎的伸展。

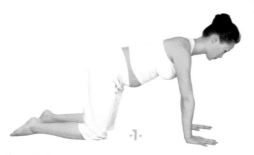

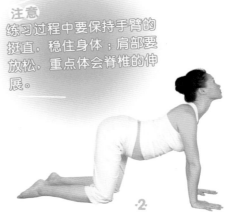

1. 四点跪姿，双手分开与肩同宽，掌心着地；双腿分开与髋同宽，膝盖与小腿前侧着地，重心放在双手与双腿之间。（图1）

2. 吸气，抬头挺胸，臀部向上提起，腰部向下压，脊柱缓缓地向下伸展，尽量靠近地面。（图2）

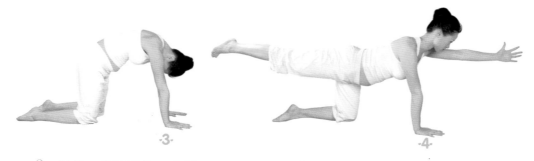

3. 吐气，含胸低头，背部慢慢地向上拱起，肩部放松，腹部收紧，下巴向胸部靠拢，眼睛注视收紧的腹部。（图3）

→ 再吐气，恢复到起始的姿势，休息下，换方向练习同一动作。

4. 放松，恢复到起始的姿势。吸气，抬头，左手向前抬起伸直，指尖朝前延伸，同时右腿向后抬起伸直，尽量保持左手臂、身体、右腿成一条线，并与地面平行，保持2~3个呼吸的时间。（图4）

十 功效

柔软强壮脊柱，促进脊髓液循环，放松紧张的颈椎和腰椎，缓解孕妇腰酸背痛的现象。

左·右·侧·身

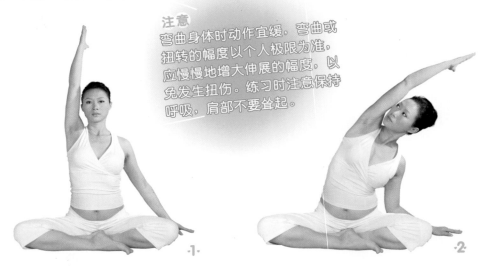

注意

弯曲身体时动作宜缓，弯曲或扭转的幅度以个人极限为准，应慢慢地增大伸展的幅度，以免发生扭伤。练习时注意保持呼吸，肩部不要耸起。

-1-

1. 双腿以舒适的姿势自然盘坐在垫子上，腰部挺直，目视前方，双手自然置于身体两侧，指尖着地。吸气，右臂缓缓抬起向上伸直。（图1）

3. 保持坐姿，腰背挺直，吸气，右手移到臀部后方，左手放在右膝上；呼气，上半身慢慢转向右侧，头部随之右转，眼睛看向后方。（图3）

→ 吸气时，上半身慢慢向前扭转，回到开始的姿势，稍作休息，换边操作。

2. 呼气，身体慢慢向左弯曲，保持几个呼吸的时间；吸气时抬起上半身，回到开始的姿势。（图2）

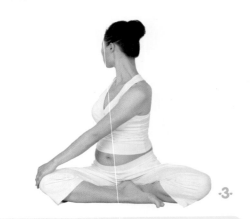

-3-

十 功效

伸展腰部侧面肌肉，减轻腰部紧张疲劳；按摩腹腔和盆腔器官，舒缓恶心、呕吐等不适；放松臀部、骨盆和大腿根部的肌肉，有助于消除坐骨神经痛，减轻尿频、尿急等孕早期的不适现象。

下犬式

注意
脚跟尽量贴地，伸展腿部的后侧肌群，注意保持腰背的挺直，重心平稳。若保持身体抬起有难度，可适度放宽双腿间的距离。

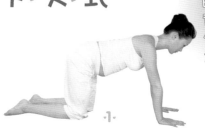

·1·

·2·

1. 四点跪姿，双手分开与肩同宽，掌心贴地；双膝分开与髋同宽，小腿前侧贴地；肩部放松，腰背与臀部保持在同一水平线上，重心放在双手和双腿之间。（图1）

2. 吸气，臀部抬起，伸直双腿，手臂保持伸直，掌心贴地；呼气，将脚跟与肩部向下压，尾骨向上伸展，保持8个呼吸的时间。（图2）

➕ 功效

加强腿部后侧肌群和韧带的伸展力，紧实臀部肌肉；放松肩颈，消除肩部、颈部和上背的紧张感，防治肩周炎；促进大脑血液供给，延展脊椎和尾椎，温和刺激神经系统，缓解孕早期常见的头痛、头晕、失眠、背痛等不适；改变身体重力，缓解胸腔和腹腔器官重担，减慢心率，消除疲劳。

婴儿式

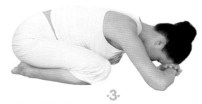

·3·

跪姿，臀部坐于双脚脚后跟上；呼气，身体前倾贴在大腿上；两手臂相叠，放在身体前方，额头搁在手背上，肩部放松自然下沉，脊椎向前、向后伸展，保持几个呼吸的时间。

➕ 功效

柔和地伸展臀部、大腿和脚踝，舒筋活骨，消除各关节压力，放松整个身心；伸展背部，完美背部线条，缓解背痛、腰痛、颈部疼痛和坐骨神经痛。

注意
放松精神，保持心情平和，颈椎向前延伸，尾骨向后延伸，舒展整个脊柱。

七、抚摸式胎教——抚摸法

进入怀孕的第3个月时，胎儿的活动开始变得丰富起来，开始进行踢腿、吃手指等动作了，当隔着母体触摸胎儿的头部、臀部和身体的其他部位时，胎儿会作出相应的反应。宝宝是需要爱抚的。胎儿受到母亲双手轻轻地抚摸之后，会引起一定的条件反射，从而激发胎儿活动的积极性，形成良好的触觉刺激。有规律地抚摸胎儿，就像是妈妈与胎儿的对话一样，可以形成良好的反应与互动。

抚摸法

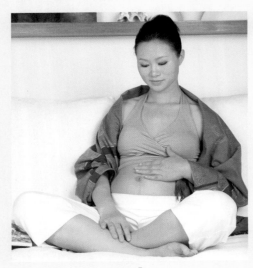
·1·

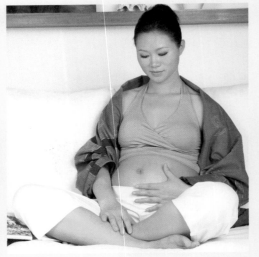
·2·

采用仰卧或坐靠的姿势，全身放松，尤其是腹部要放松；保持稳定、轻松、愉快的情绪，呼吸匀称，面部微笑；可双手按摩，也可单手按摩，掌心轻轻地放在腹部上方，由上向下，从左至右，轻柔地抚摸腹部。（图1、2、3、4）

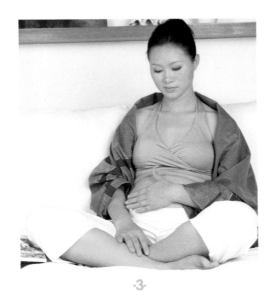

·3·

注意

怀孕3个月的妈妈，便可开始进行抚摸式胎教。抚摸时动作要轻，时间不宜过长，每天练习3~5分钟即可。有早期宫缩者禁止此项练习。

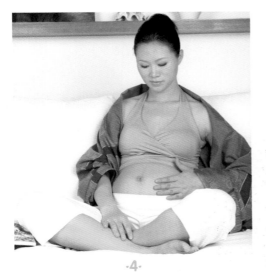

·4·

刚开始给胎儿进行抚摸式胎教时，胎儿可能不会马上作出反应，但只要准爸爸和准妈妈能坚持下去，一般过几个星期的时间，胎儿就会作出身体轻轻蠕动、手脚转动等积极反应。

➕ 功 效

怀孕3个月是胎儿大脑发育的重要时期，通过抚摸的刺激，可以促进胎儿感觉系统、神经系统及大脑的发育；在进行抚摸式胎教的过程中，还有助于孕妇放松心情，建立亲子关系，加深亲子感情。

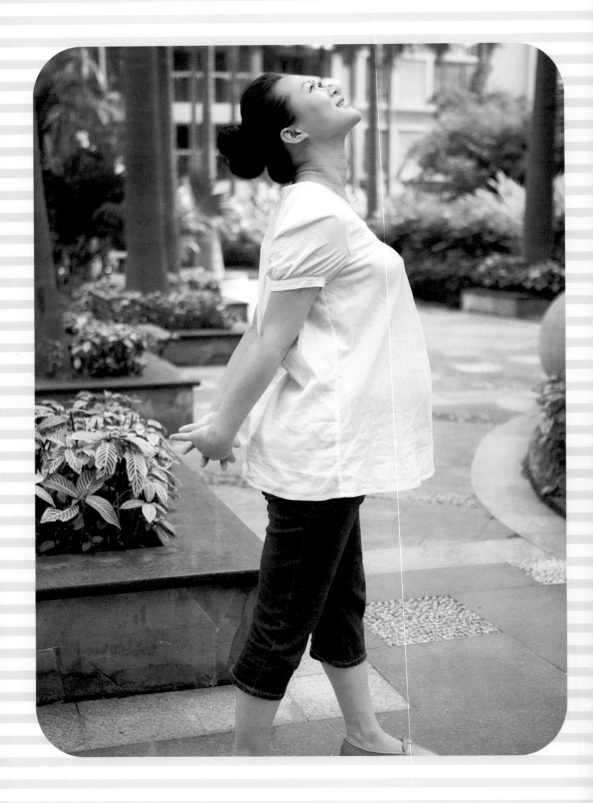

第三章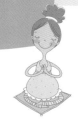

储藏"孕力"，
播撒阳光和微笑

孕中期胎盘已经形成，宫内情况相对稳定，已经度过了孕早期流产的危险，孕妇可以进行适度的活动与运动，包括旅游，但仍需注意劳逸结合。

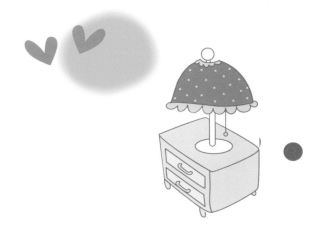

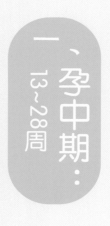

一、孕中期：
13~28周

孕妇进入孕中期，通常恶心呕吐会停止，精力也恢复了，这些都意味着孕妇的状态进入到了孕期良好的阶段。

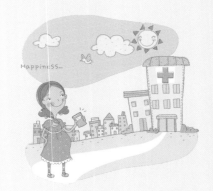

1. 孕中期运动指导

如果怀孕进展正常，孕妇可以进行一些和缓、适中的运动了。不过要注意的是不要站立太久，特别是在有氧运动过程中。运动之后也要注意休息。

这段时期，孕妇可能会出现腰痛的症状，运动时要注意以下几点：

- ◎ 不要做任何跳高或者弹跳动作。
- ◎ 不要做背部运动，因为胎儿的重量可能限制血液回流进心脏。
- ◎ 在地板上做运动时，如果要改变位置，要缓慢地挪动，动作不要过猛。

2. 孕中期运动的益处

随着胎儿的生长，孕妇的身体也会发生改变，可能会有不少孕中期生理问题出现，例如便秘和抽筋。但是运动能够减轻一般的孕期疼痛，令孕妇充满活力。

进入孕中期后，随着胎儿的快速生长，子宫急速变大，会对肺部产生一定的压迫，导致肺部容量变小，孕妇可能会出现呼吸困难、胸闷等不适。

通过呼吸法的练习，可帮助孕妇提高对呼吸的控制，增强肺部功能，增加胎儿的氧气供给，改善胸闷等不适。多做呼吸练习，还可帮助孕妇保持平和、安定的心态，有助于在分娩过程中配合宫缩，为分娩做好准备。

注意
发出的嗡嗡声不必过大，以个人感觉舒适为度。

蜂鸣式呼吸法

双腿自然盘坐在垫子上，腰背挺直，头部摆正，目视前方；通过鼻腔缓慢深吸一口气，不发出声音；再缓缓地呼气，紧闭双唇，发出"嗡嗡"的声音。然后用鼻孔吸气，不发声。一吸一呼，反复练习8～15次。

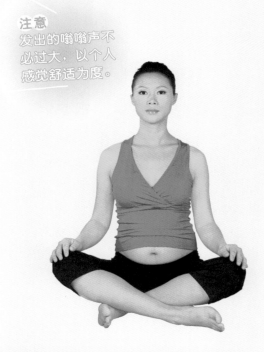

➕ 功效

此呼吸法可延长呼气时间，训练孕妇呼气的时长，为分娩提供充分准备；深入振动肺部组织，减轻胸闷、呼吸困难等孕期不适；提醒孕妇腹肌用力，排出废气，有效强化腹底肌肉力量；"嗡嗡声"还有镇静安神、促进睡眠的功效，可改善睡眠质量。

蒲公英式呼吸法

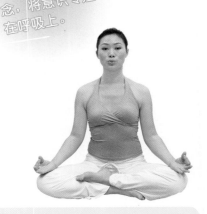

注意
练习时要排空杂念，将意识专注在呼吸上。

双腿自然盘坐于垫子上，腰背挺直，头部摆正，目视前方，拇指与食指结印，双臂自然下垂搁于大腿上；先以鼻腔深深地吸入一口气，呼气时，嘴唇嘟起，轻轻吹出一口气，就好像是在吹蒲公英一样，这样通过口腔缓慢地将肺部的空气完全排出。一吸一呼，反复练习8~15次。

➕ 功效

通过练习可清除心中杂念，促使脑内啡的分泌，让心灵得到快乐和沉静；能延长呼气时间，加强对呼吸的控制能力，使体内的废气得到净化；训练意志力，对分娩的第一阶段有帮助。

完全呼吸法

完全呼吸法是融合了胸式呼吸和腹式呼吸，以求让肺部功能得到充分利用的一种自然呼吸方法。先吐尽气，通过鼻腔慢慢地将空气吸入腹部区域；在腹部吸满隆起时，再收缩腹部将腹部的空气提升到胸部；接着一边吸气一边提肩，收缩腹、胸，将空气提到喉咙里，再按相反的顺序呼气，先放松胸部，放下肩部，然后放松腹部。就像一个波浪轻轻地从腹部波及胸膛下部再波及胸膛上半部，然后减弱消失，一吸一呼，反复练习3~8次。

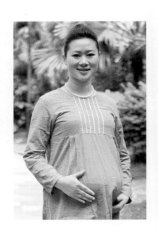

➕ 功效

按此呼吸法练习，使空气完全充满肺泡，充分发挥肺部功能，降低感冒、肺炎、胸闷等病症的发生率；通过呼吸镇定精神，消除怀孕带来的压力与紧张感；充分吸收饱含氧气的新鲜空气，尽力排出体内堆积的废气，净化机体。

胸式呼吸

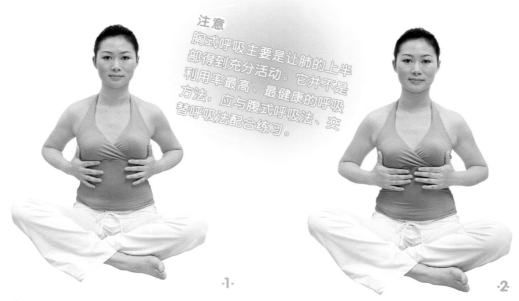

·1·

·2·

1. 双腿自然盘坐于垫子上，腰背挺直，头部摆正，目视前方；双手轻轻放于胸部下方，吸气，空气由鼻部吸入胸腔，腹部保持平坦，肋骨向外、向上扩张，胸廓的前后、左右径增大，肺的上半部得到充分利用。吸气越深时，腹部向内、朝脊柱方向收，肋骨向外向上扩张到极限。（图1）

2. 呼气，胸腔内的空气通过鼻腔慢慢排出，肋骨向下向内收缩，保持腹部平坦。保持腰背挺直，将意识专注于呼吸。（图2）

十 功 效

充分锻炼肺的上半部肺泡，增强氧气供给，弥补了孕妇肺部下半部受到挤压功能不足的情况；加强腹肌肌力，改善循环，将体内的废气排出体外，净化血液；镇静情绪，提高交感神经运作，缓解压力、调节抑郁、紧张或松散的精神状态。

三、步行疗法，训练骨盆，为宝宝提供有力支撑

有节律而平静的步行，可使腿肌、腹壁肌、心肌加强活动。由于血管的容量扩大，肝和脾所储存的血液便进入了血管。动脉血的大量增加和血液循环的加快，对身体细胞的营养，特别是心肌的营养有良好的作用。同时，在散步中，肺的通气量增加，呼吸变得深沉。

进入平稳的孕中期，孕妇可以稍微加大一些动作幅度，多尝试一些训练骨盆的动作，为宝宝提供有力的支撑。

注意
练习时，收紧骨盆，臀部不要撅起；屈膝时保持腰背挺直，身体不要前倾。下蹲时如果感觉耻骨部位有所不适，可减小双腿分开的宽度，不要将膝盖弯曲超过90°。

锻炼骨盆

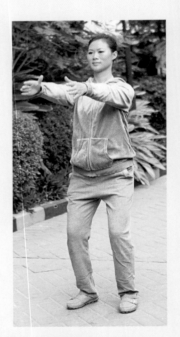

自然行走，保持正确的步行姿势热身3分钟。站立，双腿分开略比髋部宽，脚尖斜向外；双臂前平举，与肩部平行，掌心相对，收紧骨盆，感觉脊椎向下拉伸；保持腰背挺直，呼气，慢慢屈膝，弯曲到个人感觉舒适的位置，脚板完全贴地，保持两个呼吸的时间。吸气时腹部内收，膝盖慢慢伸直，站直身体。

十 功效

活动膝关节，使膝部松弛，消除膝盖麻木或疼痛；收紧臀部与大腿，使肌肉有弹性，避免臀部和腿部变肥变粗；强化背部，缓解肩背肌肉和身体各关节的紧张。

建立身体中线

注意
保持身体平稳，将意识集中在脊椎的伸展拉伸上。

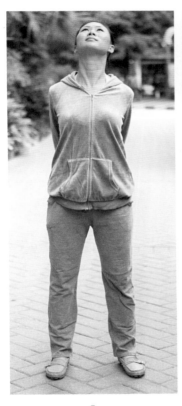
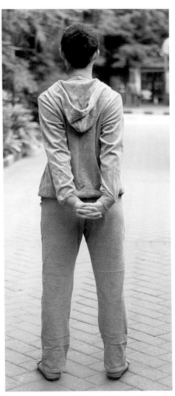

·1·   ·2·

自然行走，保持正确的步行姿势，热身3分钟后停止。保持站姿，双腿分开与肩同宽，膝盖放松，脚尖微微斜向外；双臂向后向下伸直，于背后十指相扣；抬头挺胸，略收腹部，双肘向后拉伸靠近，慢慢地把肩胛骨挤在一起，保持两个呼吸的时间。（图1、2）

十 功 效

伸展拉伸紧张的胸部肌肉，扩张胸腔，改善孕妇胸闷、呼吸困难等不适；拉伸脊椎，强化身体中线，改善姿势与体型；挤压、拉伸肩颈肌肉，消除肩颈压力，减轻肩颈疼痛；调整脊椎自律神经，改善血液循环，安心定神；活动背部，促进背部脂肪燃烧，改善形体，提升自信。

将毛巾打结两次，剩余的地方扎入空隙结成球状，即成毛巾球。毛巾球操是以双手或双腿夹住毛巾球，做一些弯曲或者伸展的动作，舒展紧张的身体，起到缓解一些孕期不适的状况的作用，例如消除水肿、缓解腰酸背痛、放松情绪等等。

腿·部·伸·展

注意
双腿抬起时，上身不要用力，肩膀不要耸起，以腿部的力量维持双腿的抬起状态。

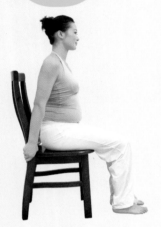

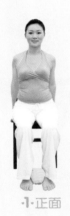

·1·正面

·1

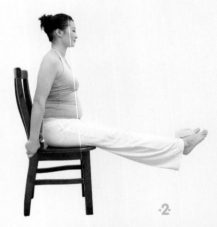

·2

1. 端坐在椅子上，腰背挺直，目视前方，双腿并拢，双手扶住椅背，将毛巾球夹在两脚之间。身体放松，除夹住毛巾球的双腿外，其他地方不要用力。（图1、1正面）

2. 呼气，保持腰背挺直，双脚夹住毛巾球尽力抬起，尽量抬高，保持3～8秒钟；吸气时慢慢放下双腿，回到地面，反复练习5～8次。（图2）

功效

消除双腿肌肉紧张，促进血液循环，消除水肿，避免静脉曲张；收紧腿部肌肉，避免腿部赘肉堆积；强化双腿力量，为胎儿提供足够的支撑力。

胸·部·运·动

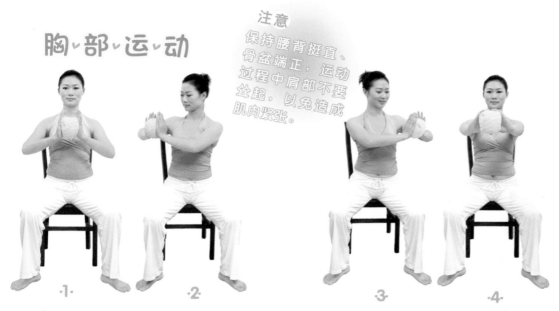

注意

保持腰背挺直、骨盆端正，运动过程中肩部不要耸起，以免造成肌肉紧张。

·1·　·2·　·3·　·4·

1. 将椅背靠墙，坐在椅子的前2/3处，腰背挺直，双腿大大地分开；将毛巾球用两掌心夹住，双臂抬起与胸同高；双手用力压紧夹住的毛巾球，然后放松，再夹紧，再放松，反复练习8次。（图1）

2. 双手夹住毛巾球不要动，保持腰背挺直。呼气，以腰部的转动带动身体慢慢向右转，深呼吸，胸部尽量向外挺，保持一个呼吸的时间；吸气时，身体慢慢回到正中。（图2）

3. 再次呼气，手臂、头部、肩部不要用力，以腰部的力量带动身体慢慢向左转，深呼吸，胸部尽量向外挺，保持一个呼吸的时间；吸气时，身体慢慢回到正中。（图3）

4. 呼气，双手握住毛巾球慢慢向前平举，腰背挺直，肩膀不要用力，手臂向前延伸，感受呼吸时胸腔的打开。（图4）

✛ 功 效

增强胸部肌肉厚度，收紧调整胸肌，预防胸部下垂；增强肺部功能，增加氧气供给，减轻孕期头晕等症状；刺激畅通乳腺，使乳房二度发育效果更佳，成功塑形。

脊︶椎︶伸︶展

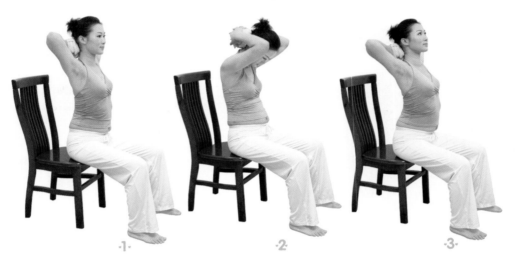

-1- -2- -3-

1. 将椅背靠墙，坐在椅子的前 2/3 处，腰背挺直，双腿分开与肩宽；将毛巾球放于头部后方颈椎的位置，两手掌心相对，握住毛巾球；胸部向前挺起，肘部向外打开，目视前方。（图1）

2. 呼气含胸，双手手臂贴近耳朵，低头，颈椎向前屈，脊椎向身体后侧伸展，身体成弓状；全身放松，感受脊椎的反向伸展，保持一个呼吸的时间。吸气时，胸腔慢慢向前挺出，恢复到开始的姿势。（图2）

3. 呼气，两肘尽量向外打开，胸腔向前扩张到极限，用掌心轻轻按住毛巾球，避免颈椎过于后弯，脊椎慢慢向前伸展，身体成反弓状，保持一个呼吸的时间；吸气时，胸腔慢慢收回来，恢复到开始的姿势。（图3）

➕ 功 效

全方位伸展脊椎，消除肩背紧张，缓解腰酸背痛；极力伸展脊椎，增强脊椎的伸展性，促进脊椎血液循环，调节神经活动，缓解抑郁、焦躁等情绪。

旋_转手_臂

注意
保持身体端正，不要左右扭转；肩部不要耸起，保持放松；画圆动作宜稳定、缓慢，保持适当的节奏。

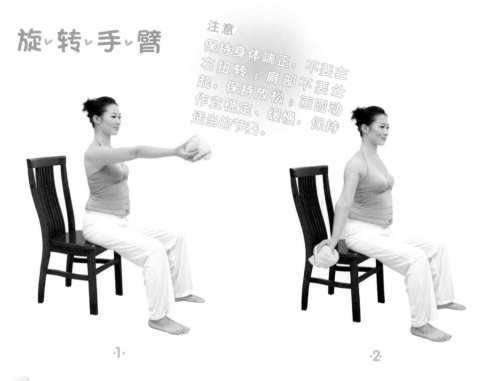

·1·

·2·

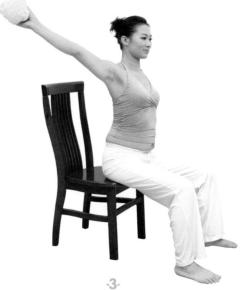

·3·

坐在椅子的前2/3处，腰背挺直，双腿分开与肩宽；右手握住毛巾球伸直，以肩关节为中心，顺时针画圆，反复练习8~12次。换左手练习。（图1、2、3）

➕ 功 效

灵活肩关节，消除关节紧张与压力，预防肩周炎；促进关节周围血液循环，强化肩部肌肉力量，降低受伤的概率；运动手臂，促进手臂多余水分排出，减轻手臂浮肿，预防赘肉的生成。

伸展练习可以说是所有肢体运动中最简单的，它能减少肌肉紧绷程度，促进血液循环，缓解压力带来的焦躁情绪及疲劳，改善知觉灵敏度。孕中期坚持做伸展练习，有助于骨盆锻炼。

在进行伸展练习时，首先要通过一些轻微的运动来热身，然后方可进行伸展练习，这样能让你的肌肉得到放松并且能达到最大程度的伸展。伸展的时候不要急于求成，按部就班才能保证不会造成任何伤害。怀孕期间，孕妇的身体会产生名为"松弛肽"的激素，会让连接关节的韧带松弛下来。过度的伸展运动会对一些关节造成伤害，当感到轻微挤压时保持伸展姿势便可。进行伸展运动时要避免弹跳的动作，并坚持用鼻孔呼吸，全身放松。

伸·懒·腰

仰卧在床上，双腿伸直，双手十指相扣，掌心朝外。吸气，将手臂用力向上伸展，脚背绷紧，收紧全身肌肉，保持2~3个呼吸的时间。

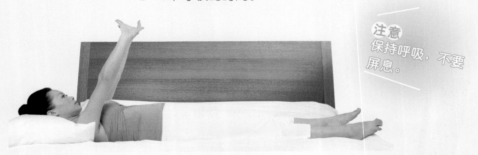

注意
保持呼吸，不要屏息。

✛ 功 效

在几秒钟内，带动全身大部分肌肉进行较强的收缩，加速血液循环，促进机体新陈代谢，激活身体能量；收缩扩展全身肌肉，促使血液顺畅地输送入大脑，让大脑得到充足的滋养，从而消除疲劳，提振精神；及时纠正睡眠中可能发生的脊柱过度弯曲的问题，同时促使全身肌肉，尤其是腰部肌肉在有节奏的伸缩中得以平衡发展，保持优美的体形。

活◡动◡手◡臂

注意
腋下可垫放一个枕头，令身体更舒适。肩
膀放松，以手臂的力量带动旋转，而不是
用肩关节带动手臂旋转。另外，旋转手臂
时，幅度尽量大一些，动作尽量慢一些。

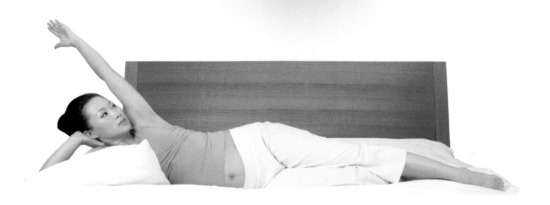

　　舒服地向右侧卧，身体放松，右手撑住头，伸直左臂，以肩关节为中心，慢慢
地旋转手臂，目光随着指尖转动，可先按顺时针方向旋转3~5圈，再逆时针方向旋
转3~5圈。

十 功 效

　　活动手臂，有助于修饰手臂线条；灵活肩关节，让肩胛骨得到舒缓放松，
预防肩周疾病；手臂与脑部的关联紧密，活动手臂使手臂经脉畅通，从而反馈
给大脑，起到减轻孕期记忆力减退的作用。

活·动·脚·踝

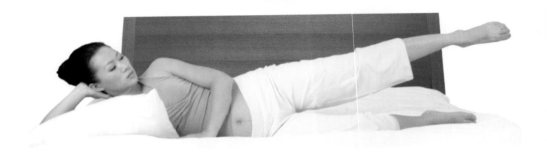

·1·

1. 保持侧卧的姿势，双腿伸直，抬起左腿，脚尖绷直，尽量向前伸展，保持一个呼吸的时间。（图1）

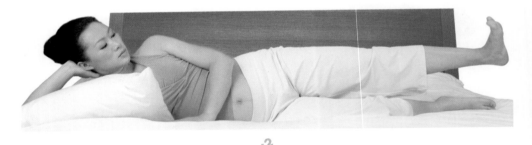

·2·

2. 呼气，脚尖往回勾，脚后跟向前推，顺时针转动脚踝关节4～8圈，然后逆时针转动脚踝4～8圈。注意脚尖向外旋转时吸气，向内旋转时呼气。（图2）

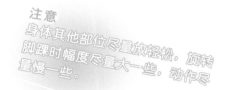　功　效

　　灵活脚踝，可促进脚部血液循环，预防静脉曲张或微血管扩张，减轻孕期双脚浮肿的情况；使脚踝柔软、富有弹性，避免脚部僵硬、发生扭伤；脚踝是脚部血液流经的重要部位，活动脚踝可使回心静脉血液能顺利通过脚踝，促进血液循环正常运行，保持身体健康。

活·动·双·腿

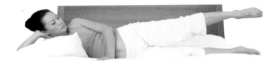

·1·

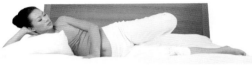

·2·

1. 保持侧卧的姿势，抬起左腿，脚背绷直，尽量向前伸直。呼气，小腿慢慢地向后收，脚跟向大腿后侧靠拢；吸气，脚部放松，左腿恢复原来位置。反复屈伸3~5个回合。（图1、2）

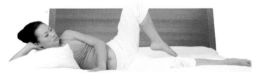

·3·

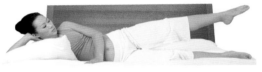

·4·

2.呼气，膝盖慢慢弯曲，膝盖骨向外向上抬起，指向天花板，脚掌朝下，脚背绷直，小腿向内收，脚后跟尽量靠近大腿根部；吸气，小腿向前伸直，恢复原来位置，尽量伸展整个腿部。反复屈伸3~5个回合。（图3）

3. 左腿伸直，脚背绷直，以髋关节为支点，按顺时针方向转动4~8圈，然后逆时针转动4~8圈。注意腿部向外旋转时吸气，向内旋转时呼气。（图4）

→ 完成上述动作后，再换成左侧卧的姿势，练习右腿。

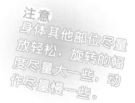

注意
身体其他部位尽量放轻松，旋转的幅度尽量大一些，动作尽量慢一些。

➕ 功 效

强化灵活膝关节、髋关节，打开骨盆，为支撑大肚子和顺利分娩做好准备；收紧腿部肌肉，促进腿部血液循环，消除水肿现象；全面伸展大小腿前侧、后侧肌肉，预防腿部脂肪堆积，美化腿部线条。

六、减压瑜伽，孕妇放松身心最佳技

随着肚子的增大和身体重心的转移，瑜伽体位能够帮助孕妇保持身体平衡，是孕妇放松身体的最佳方式。

瑜伽呼吸法能够减轻你的身心压力，培养乐观心态，保持情绪稳定；瑜伽的冥想法能够帮助你应对孕期情绪波动，增强自我调控意识；瑜伽休息术能够帮你克服孕期疲劳，让你感觉精力充沛；冥想时你的意念会集中在宝宝身上，这能拉近你和宝宝的距离，帮你建立和腹中小宝宝的亲子感情。

注意

放松身心，放慢呼吸，保持情绪的稳定、平和。练习时可闭上眼睛，静静地体会呼吸的过程。

莲花座呼吸练习

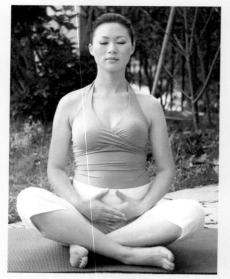

双腿自然盘坐在垫子上，身体重心稍稍往后，给肚子足够的空间；背部挺直，双手叠放在肚脐上。慢慢地吐气，将肚子缓缓地往内收缩；再缓慢地吸气，让肚子慢慢地向外鼓出，练习3~5个呼吸回合。

✚ 功效

稳定情绪，缓解孕妇身体上的不适；按摩腹腔器官和胎儿，增强脏器功能，增加胎儿营养供给。

绕肩练习

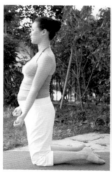
·1·

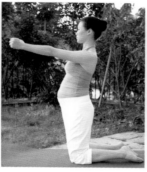
·2·

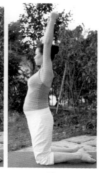
·3·

1. 自然跪在垫子上，双膝稍稍分开，上身立起，小腿支撑地面；肩部放松，腰背挺直，目视前方；双手自然垂落在身体两侧，大拇指在内，握紧拳头。（图1）

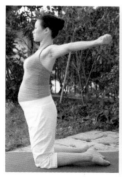
·4·

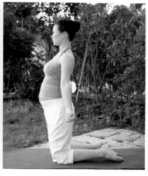
·5·

注意
以个人感觉舒适为度，将画圈的幅度做到最大；练习时肩部要放松，以手臂的运动带动肩关节活动。

2. 吸气，两臂慢慢地抬起，举高至头顶上方；再慢慢地呼气，两臂向后向下运动，围绕肩关节做画圈练习。反复练习3~5个回合后，再反方向练习。（图2、3、4、5）

➕ 功 效

活动肩关节，保持肩部高度的灵活性，预防肩周炎、肩颈疼痛等症；扩展胸部，给双肺更多空间，增强肺泡的氧气吸入功能，缓解怀孕引起的气喘、呼吸困难等症状。

压胯练习

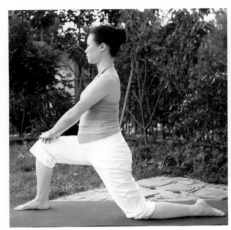

-1-

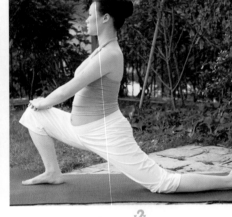

-2-

1. 左膝膝盖及小腿着地，右脚踩在垫子上，腰背挺直，胯部摆正，双手相叠，轻轻地放在右腿膝盖上，肩部放松，目视前方。（图1）

2. 呼气，将胯部慢慢地向前向下推，肩膀放松，将身体摆正，保持几个呼吸时间。（图2）

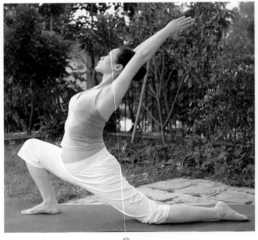

3. 吸气，慢慢地将手打开，向上合掌，手臂尽量向上向后伸展，头微抬，注视前方，身体尽量下沉，保持一个呼吸的时间。（图3）

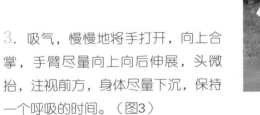

-3-

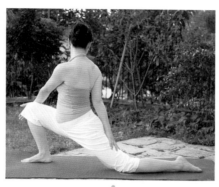

-4-

注意
练习结束后，可用婴儿式放松
一下，再进行接下来的练习。
孕妇练习瑜伽时要注意，千万
不要让自己的身体感觉疲劳，
要学会休息。

4. 呼气，慢慢地将手放下，右手向后伸，扶住左腿，左手扶住右腿膝盖，将身体慢慢地向右后方扭转，头随之扭转，越过肩膀注视右后方，保持几个呼吸时间。（图4）

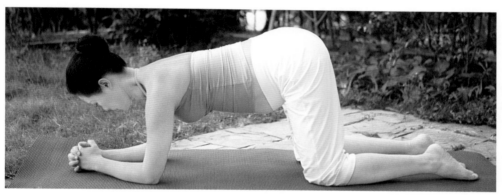

-5-

5. 吸气，身体慢慢地转正，慢慢地收回右腿，四肢着地，成小动物爬行的姿势，头部、肩膀、身体放松，调整一个呼吸的时间。然后换腿练习一次。（图5）

身体状况良好的孕妇，可以在这几个动作的基础上加入一个动作：两手分开略比肩宽，双手撑地，左膝膝盖及小腿着地，右脚踩在垫子上，双腿分别和两掌在一条直线上，把身体向下倾，低头。呼气时把臀部慢慢地向后移动，尽量伸展右腿下侧，将脚掌踩住地板，脖子放松，保持一个呼吸的时间；吸气，身体慢慢收回抬起来，把身体和头摆正，双手相叠自然放于右膝上，调整一个呼吸的时间。

➕ 功 效

训练大腿肌肉，打开髋部，增强下背部肌肉和骨盆部位的力量和血流量，有力支撑逐渐增大的肚子，缓解下背部疼痛。

束角式

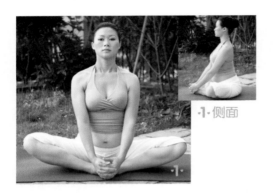

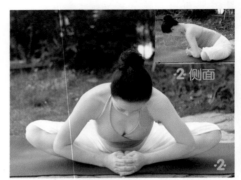

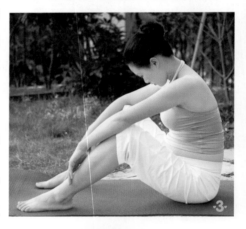

1. 臀部坐在垫子上，双脚脚心相对，双手十指相扣，抓住脚趾，靠近大腿；背部挺直，尽量将膝盖向外展开；吸气，脊柱向上延伸，头部慢慢抬起，目视前方。（图1、1侧面图）

2. 呼气，肘部弯曲，慢慢将身体前压，保持背部挺直，感受骨盆和大腿内侧的伸展；身体继续向前伸展，把手肘放下来，让前臂靠近垫子，身体、脖子放松，保持几个呼吸的时间。（图2、2侧面图）

3. 慢慢地吸气，先抬起头和上身；呼气，放开手，双脚踩地，双臂自然垂放在膝盖上，调整呼吸，放松一下。（图3）

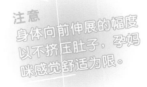

注意
身体向前伸展的幅度以不挤压肚子，孕妈咪感觉舒适为限。

➕ 功 效

舒展髋部、骨盆和大腿内侧肌肉，减轻怀孕引起的盆腔压力过大、静脉曲张等症状，防治坐骨神经痛和泌尿功能失调的疾病；按摩盆腔器官，促进盆腔血液循环，提高孕妇免疫力，避免感染各种盆腔炎症。

单腿式侧展

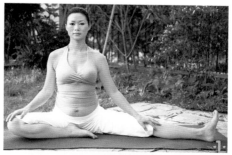

1. 臀部坐在垫子上，右膝弯曲，脚跟抵住裆部，左腿慢慢向左侧打开伸直，脚跟贴地；双肩放松，双手自然垂于体侧，挺直腰背。（图1）

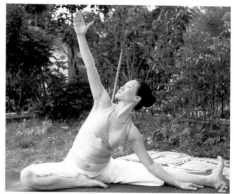

2. 将左手放在左大腿内侧；吸气，右手臂慢慢地由侧面抬起向上，眼睛看着右手，体会手臂的延伸。（图2）

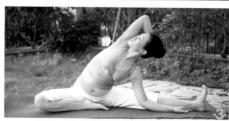

3. 右手肘弯曲，掌心托住后脑勺；呼气，身体向左侧慢慢地弯曲以靠近左腿，放松左肩，左膝盖尽量伸直，右手肘向后展开，保持6~8个呼吸，体会右侧腰部沿着右手臂往外延伸。（图3）

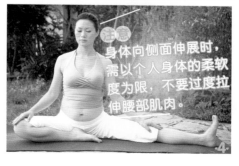

注意
身体向侧面伸展时，需以个人身体的柔软度为限，不要过度拉伸腰部肌肉。

4. 吸气，慢慢地抬起身体；呼气，放下右手；挺直腰背，放松肩部和双手，闭上眼睛，调整呼吸。休息一下，换另一侧练习一遍。（图4）

➕ 功 效

强壮腰部肌肉，增加腰肢的柔软度和灵活性；扩展胸部，增强肺功能，增加血液含氧量，为宝宝的生长发育提供充足的营养；灵活脊柱，加快脊柱血液循环，减轻腰背酸痛；按摩腹腔器官，强壮肝脏、肾脏和脾脏，有助孕妇正常消化、吸收和排泄。

坐 角 式

注意
向前伸展身体时，注意不要挤压到肚子；腿部打开的幅度也以个人柔软度为限，不要过度拉伸腿部韧带和肌肉。

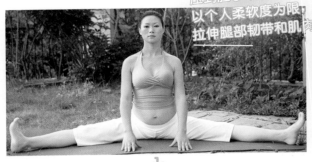

-1-

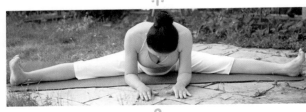

-2-

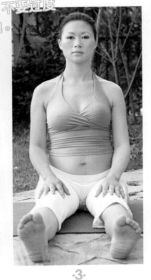

-3-

1. 坐姿，腰背挺直，目视前方；双腿尽量向两侧分开，腿部要伸直，膝盖不要弯曲，大腿与小腿紧贴地面；双手自然下垂，放于身体的前侧；吸气，头部微微抬起，将脊柱向上延伸。（图1）

2. 呼气，身体慢慢向前倾，双手向前移动，以个人感觉舒适的倾斜度为限，手肘弯曲，前臂贴紧地面，脖子放松，下颌自然内收。放松，停留3～5个呼吸的时间，体会双腿内侧的伸展。（图2）

3. 吸气，双手向后移动，慢慢起身；双手放在臀部后侧，双腿轻轻地抖动放松，恢复正常坐姿；闭上眼睛，挺直腰背，双手自然放于大腿上，休息片刻。（图3）

十 功 效

打开骨盆，促进盆腔血液循环，调节盆腔内组织器官的营养状态，提高孕妇新陈代谢，预防盆腔疾病；伸展腿部韧带，收紧双腿肌肉，防治静脉曲张，美化腿形；矫正坐姿，预防坐骨神经痛。

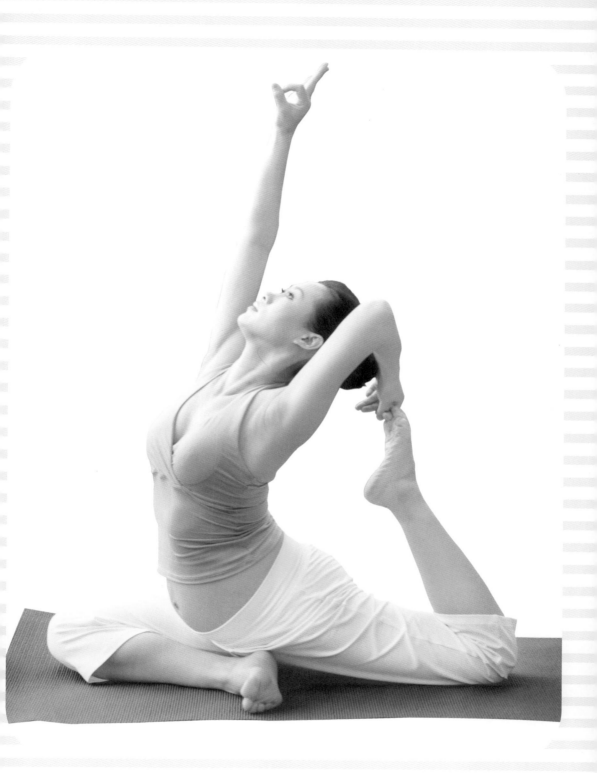

七、能量瑜伽，启动宝宝大脑发育

练习瑜伽可以循序渐进地增加肌肉的韧性、灵活度和耐力，而不会给孕妇的关节造成压力，同时还能改善血液循环，减轻水肿，增强骨盆肌肉力量，一些常见的孕期疼痛因此能够得到缓解。

山立式伸展

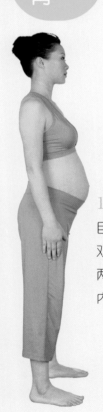

注意

找准重心，保持身体平衡，下蹲的程度应视个人肌肉力量情况而定，不要勉强。

1. 站姿，抬头挺胸，目视前方；肩膀放松，双腿分开与臀部同宽；两手自然下垂，掌心向内。（图1）

2. 吸气，双臂慢慢向上举高，尽量向上伸直，掌心相对，尽量把手臂放于耳朵后侧；将尾骨轻轻地往内收，保持手臂和腿部伸直，肘部与膝盖不要弯曲。（图2）

-1-

-2-

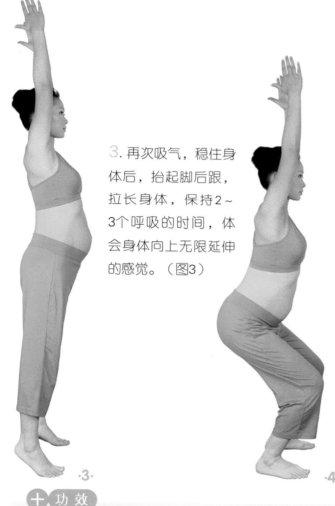

3. 再次吸气，稳住身体后，抬起脚后跟，拉长身体，保持2～3个呼吸的时间，体会身体向上无限延伸的感觉。（图3）

4. 呼气，脚跟慢慢落地，腿部弯曲，臀部慢慢地向后坐，想象自己坐在一把椅子上；重心移至脚后跟，手臂继续向上伸展，注意膝盖保持和臀部一样宽，保持2～3个呼吸的时间。吸气，腿膝盖慢慢伸直，抬起身体；呼气，双手慢慢放下，回到开始的姿势，调整呼吸。（图4）

-3-

-4-

➕ 功 效

　　训练腹部、骨盆、腰背部、腿部、双膝和脚踝，增强这些部位肌群和骨骼的力量及伸展性，加强它们的承受能力和行为能力，舒缓大肚子引起的肌肉紧张，减轻腰部、背部和肩部的疼痛；促进身体血液循环，收紧手臂、臀部、腰部和髋部肌肉，预防孕期体重增加过多；利用身体的伸展，给予胸腔器官和心肌、胸肌等肌群天然的按摩，增强肺部、心脏等器官的机能，预防孕期高血压。

风ﹾ吹ﹾ树ﹾ式

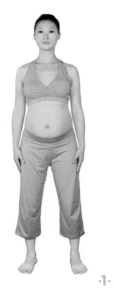

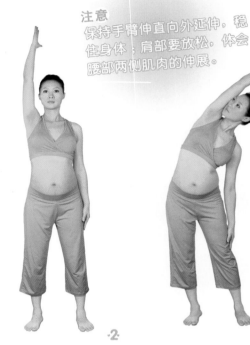

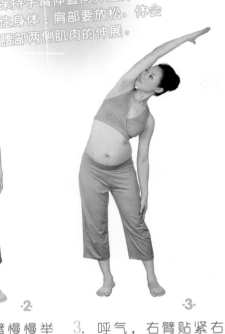

注意
保持手臂伸直向外延伸，稳住身体；肩部要放松，体会腰部两侧肌肉的伸展。

·1·

·2·

·3·

1. 站姿，腰背挺直，双腿分开与肩同宽；双手自然下垂，贴于大腿外侧；头部微微抬起，目视前方。（图1）

2. 吸气，右臂慢慢举起，手臂伸直，指尖向上延伸。（图2）

3. 呼气，右臂贴紧右耳，身体向左侧慢慢弯曲，髋关节向右推；眼睛向右上方看，将注意力放在右侧腰部，感受腰部沿着右臂向外延伸，保持一个呼吸的时间。（图3）

→ 吸气，身体慢慢抬起；呼气，右臂放下，回到起始的姿势，换方向操作一遍。然后反复练习2～3遍。

➕ 功 效

风吹树式是模仿自然中常见的"风来树弯腰"景象，练习此式能够调节神经及内分泌，放松身体，平衡机体功能，按摩内脏器官，收紧腰部侧面肌肉，保持优雅的体形。

开胯平衡式

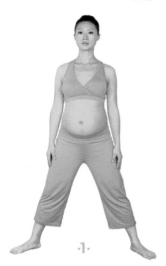

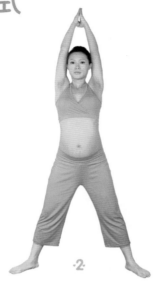

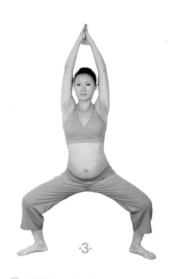

·1·

·2·

·3·

1. 站姿，腰背挺直，目视前方，双腿分开至两倍肩宽，脚尖向外；双手自然下垂于体侧，掌心向内，放松身体。（图1）

2. 吸气，两臂由体侧向上抬起，双手于头顶上方合掌，使脊柱向上拉长，保持一个呼吸的时间。（图2）

注意
保持身体平衡，下蹲的幅度应视个人情况而定。

3. 呼气，身体慢慢向下蹲；吸气，手臂尽量向上举高，延伸脊柱；呼气，臀部慢慢向下沉，保持3～5个呼吸的时间。吸气，身体慢慢向上抬起，双腿伸直；呼气，打开双手；将双腿收回，调整呼吸。（图3）

十 功 效

打开骨盆和髋部，促进盆腔血液循环，加强子宫肌肉、髋部肌肉和股四头肌的力量和弹性，为顺利分娩做好准备；训练腰腹部、大腿内侧、脚踝和膝盖的肌肉，预防赘肉堆积，美化孕妇的肌肉线条。

直立前屈式

注意
动作要缓慢，以免造成背肌或腿后的肌肉拉伤。

1. 站姿，放松身体，双腿分开与肩同宽，身体微微向前倾，双手扶住椅背，帮助支撑身体。（图1）

2. 呼气，臀部慢慢地向后推，可以双脚向后移，调整好距离，手臂伸直，双手扶住椅背。（图2）

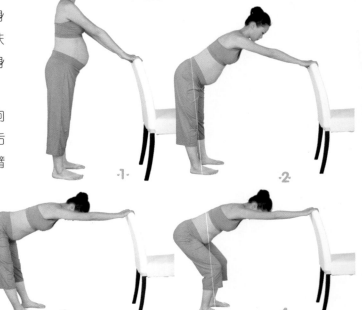

3. 再次呼气，脖子放松，臀部再次向后推，使双臂、背部、臀部处于同一水平线上，伸展脊柱，保持3~5个呼吸的时间；稍稍地把尾骨内卷，放松骨盆，保持一个呼吸的时间。（图3）

4. 深深地吸气，放松身体；呼气，稍稍地屈膝，加大伸展的幅度；吸气，伸直双腿，双脚向前移动，回到开始的姿势，调整呼吸。（图4）

✚ 功效

　　伸展背部，放松腰部，舒缓孕中期胎儿增大引起的腰背不适；放松骨盆，促进盆腔血液循环，消除骨盆紧张，预防生殖系统感染；扩张胸部，增强肺部功能，减少胸闷气短、呼吸困难的症状。

树式

注意
保持呼吸，确保身体平衡
的情况下进行练习，以免
摔倒。

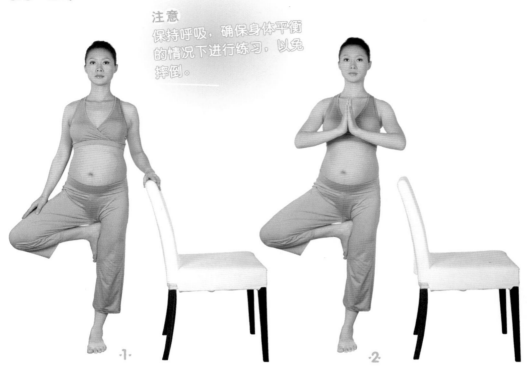

·1·　　　　·2·

1. 站姿，腰背挺直，两脚并拢，右手下垂贴于大腿外侧，左手扶椅背；将右腿提起，膝盖向外侧打开，脚后跟尽量贴近左大腿内侧根部。（图1）

2. 调整呼吸，确保身体平衡后，吸气，双手于胸前合十，左腿挺直绷紧，右腿膝盖尽量向外侧打开，保持2～3个呼吸的时间；呼气时慢慢地放下双手和右腿，恢复到起始的姿势。休息一下，换边操作。（图2）

➕ 功 效

　　此式为瑜伽练习中的平衡性动作，有助于调节不良体态，使脊椎保持端正、健康的状态；可活动身体各部位关节，强健关节和骨髓，增强髋关节、膝关节和踝关节的灵活性；还有助于伸展双腿，放松骨盆，扩展胸部，改善肺功能。

三角伸展式

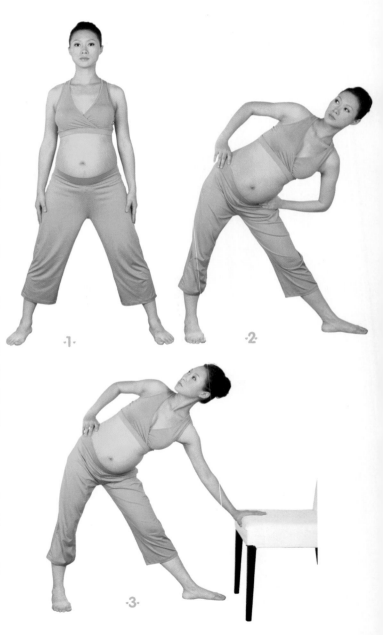

1. 站姿，挺直腰背，肩部放松，两脚分开约两倍肩宽，脚尖向前；双手自然下垂，贴于大腿外侧；头部微微抬起，目视前方。（图1）

2. 双手叉腰，肩部放松，左脚尖向外90°，右脚尖略向内收；轻轻地吸气，然后呼气，身体慢慢地向左侧弯曲，保持骨盆和上半身面向前方、腿部伸直，眼睛看着脚尖。（图2）

3. 再次呼气，身体进一步向左侧弯曲，左手撑在椅子上，保持身体平衡；头部向右转，目视右上方。（图3）

-1-

-2-

-3-

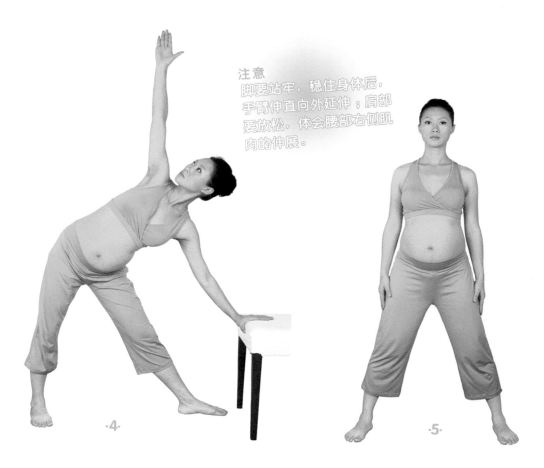

注意
脚要站牢，稳住身体后，
手臂伸直向外延伸；肩部
要放松，体会腰部右侧肌
肉的伸展。

·4·   ·5·

4. 吸气，双腿保持伸直，右臂抬起过头顶向上伸，一边吐气一边向远处延伸，眼睛注视指尖延伸的方向，保持3～5个呼吸的时间。（图4）

5. 呼气，慢慢放下右手扶住腰部，屈起左膝，身体慢慢回正，收回左脚，放下双手，回到开始的姿势。再换方向操作。（图5）

➕ 功 效

　　能促进血液循环，紧实腰部两侧和腿部外侧的肌肉；伸展双臂双腿的韧带，调整股关节和膝关节；还可调节身体的平衡，纠正骨盆倾斜，缓解怀孕引起的身体重心失调。

战士二式

　　由于每个人的体质都不同，肌肉和骨骼承受压力与伸展的程度也不同，运动时选择的运动方式、运动强度、运动时间等也应有所不同。针对这个动作，体力较差的孕妇可借助椅子练习，体力较好的孕妇则可独自完成练习。

借助椅子的练习方法：

1. 把椅子放在垫子的中间，臀部坐在椅子前1/3处；双腿分开，左脚尖朝外，右脚尖朝前；背部挺直，肩部放松，双手扶住腰部。（图1）

2. 吸气，双手打开与肩同高，头部向左转，眼睛看着左手尖。尽量蹬直右腿，双臂向两侧延伸，脊柱向下延伸，保持3～5个呼吸的时间。（图2）

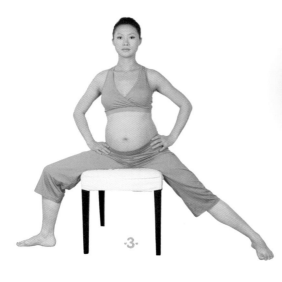

·3·

注意
椅子的辅助可帮助孕妈咪
保持伸直姿势，更好地伸
展肌肉。

3. 呼气，放下双手，收回右脚，右
脚尖朝外，左脚尖朝前；背部挺
直，肩部放松，双手扶住腰部。
（图3）

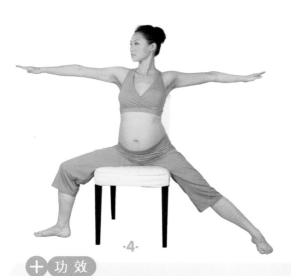

·4·

4. 吸气，打开双臂与肩同高，头
部向右转，眼睛看着右手尖；尽量
蹬直左腿，两臂侧平举，背部挺
直，保持3~5个呼吸的时间。慢慢
地呼气，双手收回扶住腰部，双腿
收回放于体前，调整呼吸。（图
4）

→ （此动作与光碟示范的动作方
向不同，但功效一样。）

➕ 功 效

　　强化大腿前侧及下背肌肉力量，放松肩颈，可预防孕期出现的下背疼痛和
肩颈酸痛问题；双腿和双臂的伸展可紧实肌肉，消除手脚浮肿，美化手臂和双
腿线条；脊柱的伸展有助于孕妇适应因肚子增大引起的重心改变，让背部线条
更挺直。

单独完成的练习方法：

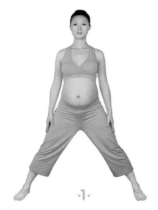

·1·

注意
保持顺畅的呼吸，若双臂抬起有困难，伸展身体时可双手叉腰。

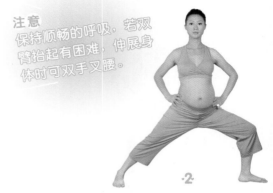

·2·

1. 站姿，肩膀放松，目视前方，腰背挺直；双腿分开约两个肩宽，脚尖朝前；双手自然下垂，掌心朝内。（图1）

2. 将左脚尖向外转90°，右脚向内，双手扶住腰部；呼气，屈左膝，脚掌着地，肩膀放松，背部挺直，稳住身体。（图2）

3. 吸气，慢慢地打开手臂，保持背部挺直，尽力伸展右腿，两臂侧平举，保持2~3个呼吸的时间。（图3）

4. 慢慢地呼气，双手收回扶住腰部，伸直腿，收回右脚，调整呼吸，再反方向操作一遍。（图4）

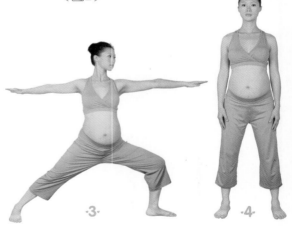

·3·　　·4·

✚ 功 效

　　强化双腿和腰背肌肉力量，为顺利分娩做好准备；滋养脊椎，缓解肩部和背部僵硬酸痛；打开盆腔，促进孕妇新陈代谢和血液循环，保护生殖健康；强化膝关节、踝关节、肩关节，提高它们的柔软度、灵活性和承压力。伸展双臂、背部、双腿肌肉，美化身体线条。

腰十字

1. 站姿，双腿分开约两倍肩宽，脚尖向前；双手叉腰，目视前方；深深地吸一口气，挺直背部。（图1）

2. 呼气，身体慢慢向前倾；保持呼吸，腰背挺直，身体继续向前倾成90°。（图2）

3. 慢慢地将手放下撑地，指尖朝前；低头，放松脖子，保持1~3个呼吸的时间；慢慢地吸气，抬起头部，腰部放松，将脊椎向前拉伸；呼气时头轻轻地垂下。动作可以做得缓慢些，放松头部、脖子、肩部、背部与腰部。（图3）

4. 慢慢地收回双臂，将双手扶在膝盖上，膝盖稍稍弯曲，抬起头；吸气，慢慢起身；呼气，放松肩部。（图4）

5. 再次呼气，收回双腿至与肩同宽，两臂自然下垂于体侧，掌心朝内，调整呼吸，休息一下。（图5）

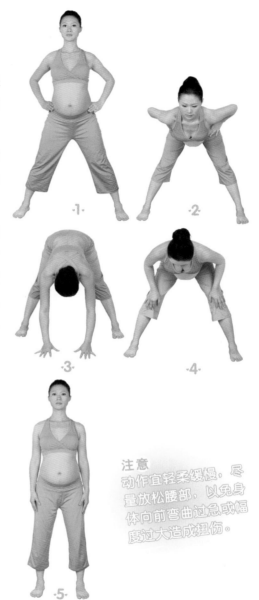

-1-　-2-　-3-　-4-　-5-

注意
动作宜轻柔缓慢，尽量放松腰部，以免身体向前弯曲过急或幅度过大造成扭伤。

十 功 效

促进头部、肩颈的血液循环，缓解孕期头痛、头晕、肩颈酸痛的症状；打开骨盆，训练臀大肌，释放因肚子增大而造成的压力，缓解怀孕引起的耻骨不适；扩展腹腔，舒缓腰部，缓解下背部及腰部酸痛。

随着胎儿一天天长大，孕妇的腹部、腰骶部、腹股沟韧带等均会因机械性压迫而出现不适。抗力球操有助预防和缓解这些症状，促进自然分娩。

背部滚球——消·除·腰·酸·背·痛

注意
保持腰背挺直，腰部不要左右晃动。蹲下的幅度不要过大，以个人感觉不吃力为度。

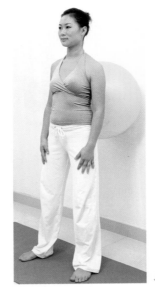
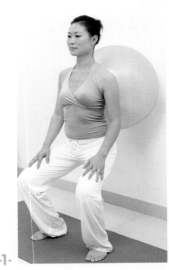

1. 站姿，腰背挺直，双腿分开一个肩宽的距离；利用腰部与墙面的间隙夹住抗力球，感受抗力球对身体柔和的支撑。（图1）

2. 保持上半身姿势挺直，双手扶住大腿，双膝弯曲，慢慢地下蹲，抗力球顺着脊背滚至肩部，保持这个姿势1～2秒钟。然后双膝慢慢挺直，恢复到开始的姿势，反复练习5次。（图2）

➕ **功效**

给脊椎以温和的刺激，促进背部血液循环，消除肩背压力；训练盆腔底肌肉，增强盆底肌耐力，为顺产做好准备。

抱球练习——收紧大腿内侧肌

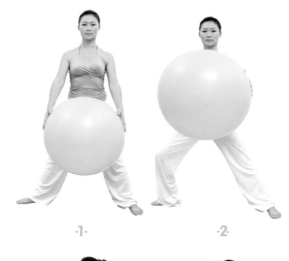

1. 站姿，腰背挺直，双腿大大地分开，约两个肩宽的距离；双手自然下垂，用掌心握住抗力球的两侧，骨盆收紧。（图1）

2. 保持腰背挺直，右脚尖朝外，左脚尖朝前；左腿伸直，右膝弯曲，将身体重心移至右侧；收紧骨盆，拉长脊椎，双手握住抗力球水平举起，胸腔向外扩张。保持姿势3秒钟，若感觉骨盆出现不适，应立刻恢复到开始的动作，休息片刻再继续。（图2）

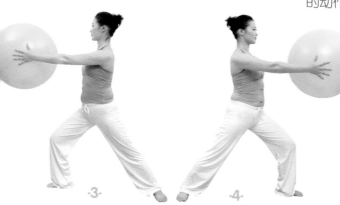

注意
进行此组动作练习时，如果屈膝时大腿肌肉紧张，感到疼痛，此时就应停止动作，并减少练习次数，降低练习难度。

3. 保持上一姿势，身体慢慢转向右方，重心放在右腿上；左腿伸直，膝盖不要弯曲，脚后跟着地。保持姿势3秒钟，再屈左膝，直右膝，将身体慢慢转向左侧，重心也移至左腿，反复练习2～3次。（图3、4）

➕ 功 效

伸展拉长大腿内侧肌群，强化肌肉力量与韧性，有利于支撑胎儿的成长；增强大腿内侧肌肉弹性，为分娩与产后恢复做好准备。

坐式训练——盆腔底肌肉

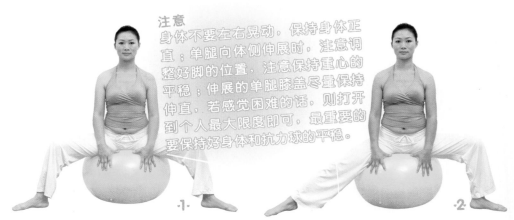

注意

身体不要左右晃动，保持身体正直；单腿向体侧伸展时，注意调整好脚的位置，注意保持重心的平稳；伸展的单腿膝盖尽量保持伸直，若感觉困难的话，则打开到个人最大限度即可，最重要的要保持好身体和抗力球的平稳。

-1-

-2-

1. 将抗力球抵墙而放，双腿左右大大地分开，双膝弯曲，跨坐在抗力球的正中央，双手扶住抗力球前方，确保身体的平衡；保持腰背挺直，双脚着地，目视前方。（图1）

2. 手掌按住抗力球，腰背挺直，双肩保持在同一水平线上，保持上身平稳；右腿慢慢向外伸直，脚心向外滑动并紧贴地面，身体不要晃动，保持姿势3～5个呼吸的时间，体会右腿的伸展。（图2）

3. 慢慢地收回右腿，注意保持上身姿势不变；左腿慢慢向外伸直，脚心向外滑动并紧贴地面，身体不要晃动，保持姿势3～5个呼吸的时间，体会左腿的伸展。（图3）

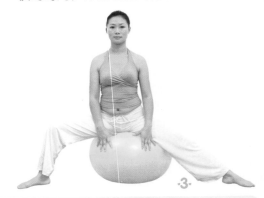

-3-

➕ 功 效

打开髋部，刺激盆腔血液循环，滋润营养盆腔器官；训练大腿内侧和盆腔底的肌肉，增强对胎儿的支撑力；放松肩背，缓解脊背压力，消除腰部疼痛；借助抗力球的支持，减轻膝盖和小腿的压力，预防腿部抽筋、麻木。

束角球式——消除肩颈压力

1. 自然坐在垫子上，双腿弯曲，双膝大大地向外打开，给肚子充足的空间；腰背挺直，头部摆正，目视前方；将抗力球放在身体前方，两臂伸直，双手掌心轻轻地搁在抗力球上方，左右脚脚掌抵住抗力球两侧。（图1）

注意
身体向前伸展时注意不要挤压到肚子，以孕妇感觉舒适为限。

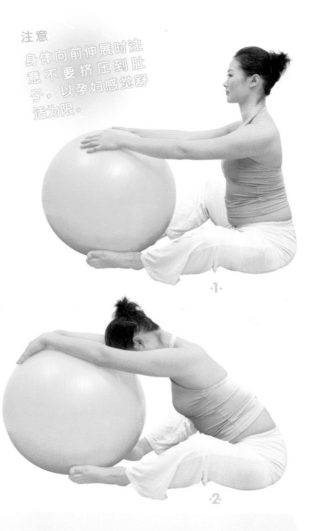

·1·

2. 呼气，双手顺着抗力球向前滑动，保持手臂的伸展，身体慢慢向前倾斜；头部下沉，保持头、颈、肩、背在同一直线上；双膝外侧尽量向地面靠近，感受骨盆和大腿内侧的伸展，保持3～8个呼吸的时间。（图2）

·2·

功 效

　　放松肩颈，消除颈椎、脊椎、腰椎的压力，缓解肩颈疼痛、腰酸背痛等症状；活动髋部、骨盆，伸展大腿内侧肌肉，消除盆腔压力，预防静脉曲张，防治妊娠引起的坐骨神经痛和泌尿功能失调等症；温和按摩盆腔内器官，促进盆腔血液循环，提升免疫力，避免感染各种盆腔炎症。

双腿滚球——消·除·腿·部·浮·肿

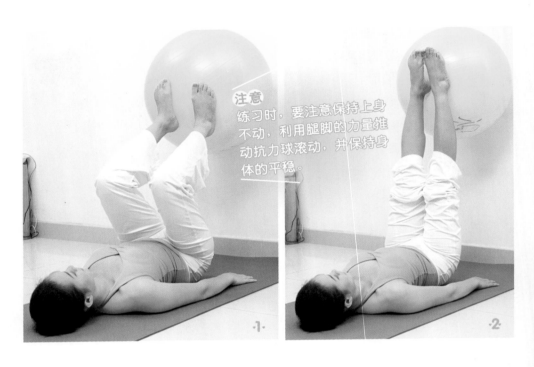

注意
练习时，要注意保持上身不动，利用腿脚的力量推动抗力球滚动，并保持身体的平稳。

·1

·2

1. 仰卧，上身紧贴在垫子上，双臂自然搁置在身体两侧，掌心贴地；双腿上举，膝盖弯曲，小腿与大腿弯曲成90°。利用脚板与墙面的间隙夹住抗力球，保持几个呼吸的时间。（图1）

2. 双腿慢慢上举，利用腿部与脚部的力量使抗力球沿着墙壁向上滚动，直至双腿伸直。保持几个呼吸的时间，双腿再慢慢弯曲下落，恢复到开始的姿势，反复练习3~5次。（图2）

➕ 功 效

利用双腿伸展和抗力球滚动按摩的双重作用，促进腿部水分排出，消除水肿；强化双腿力量，收紧腿部肌肉，塑造腿形；促进血液回流，增加盆腔和大脑的营养供给，消除精神紧张。

放松练习——消除身体疲累

1. 仰卧，身体轻松地躺在垫子上，上身紧贴垫子；将抗力球放在臀部前方，双臂自然搁置在腹部或身体两侧，双腿弯曲，双腿自然地搁置在抗力球上，以个人感觉舒适为标准，闭上眼睛调整呼吸，好好放松。（图1）

·1·

2. 将抗力球移至身体前方，双腿大大地分开，左右两腿固定在抗力球两侧，保证抗力球的平稳；肘部弯曲，前臂相叠搁在抗力球上方，身体微微前倾，头部搁在手臂上，闭目调息，放松身心。（图2）

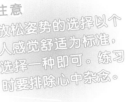

注意
放松姿势的选择以个人感觉舒适为标准，选择一种即可。练习时要排除心中杂念。

·2·

➕ 功 效

放松全身肌肉，消除肌肉紧张，消除身体的酸痛感；镇定安神，消除焦虑、抑郁、紧张等情绪，缓解失眠、神经衰弱等症；消除身体疲劳，恢复全身肌肉力量和神经系统功能。

九、户外健身操，与大自然亲密接触

妊娠中期相对比较平稳，早孕的反应过去了，妊娠晚期的各种症状还没到来，有人称妊娠中期是孕妇的黄金时期，孕妇可以进行怀孕前习惯的运动。

伸展手臂

注意
保持呼吸，头部向后不要弯曲过度。

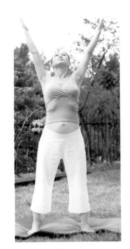

站姿，双腿分开与肩同宽，放松身体。吸气，双臂由身体两侧抬起举高；呼气，手臂尽量向上伸展，感觉在拥抱太阳；头部抬起，眼睛注视天空，保持3～5个呼吸的时间。

➕ 功效

训练手臂肌肉，预防赘肉堆积；拉伸颈椎，促进颈部血液循环，预防颈椎疾病；放松肩部，扩展胸部，增加肺功能，增加血液中的氧气含量，减轻头晕目眩等不适。

转动腰部

注意
动作应保持轻柔缓慢，以免对胎儿造成过大刺激。

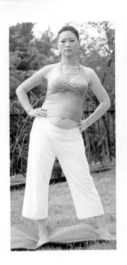

头部回正，慢慢放下双臂，放松一下。双手叉腰，从右侧开始，按顺时针方向轻轻转动腰部3～5圈，再从左侧开始按逆时针方向转动腰部3～5圈。

➕ 功效

按摩腹腔器官，促进腹腔内血液循环，滋养胎儿，有利于胎儿的生长发育；活动髋关节，增加腰部肌肉活力，缓解孕期产生的腰酸背痛的问题；收紧腰部肌肉，为产后瘦身打好基础。

压腿练习

注意
身体要摆正，骨盆与前方
的腿垂直。平衡能力较弱
的孕妇可将双手相叠，放
在身体前侧的腿上，帮助
身体保持平衡。

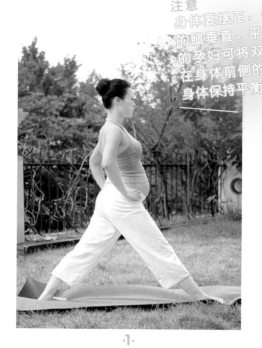

·1·

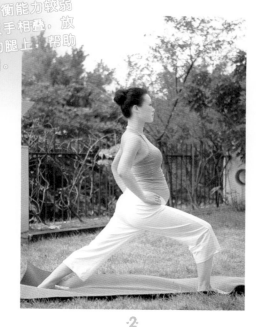

·2·

1. 站姿，腰背挺直，目视前方，右腿向前，左腿向后，身体面向右腿前方，吸气，双手叉腰。（图1）

2. 呼气，右腿弯曲，挺胸直背，塌腰前俯，慢慢地把右腿向前压低；吸气，右膝伸直，身体慢慢回正，重复做3～5次。然后左腿向前，右腿向后，反方向练习一遍。（图2）

十 功 效

强化腿部肌肉，降低肌肉内部的黏滞性，增强双腿的柔韧性；伸展腿部前侧和后侧肌肉，灵活膝关节，避免关节扭伤，减少肌肉及相关组织拉伤的概率；训练腿部肌肉，增加肌肉力量，有力支撑逐渐增大的肚子。

扩展胸部

蹲下练习

注意
胸部抬高，不
要过度折颈。

注意
肌耐力比较好的孕妈咪，
可尽量下蹲，让大腿与地
面保持平行。

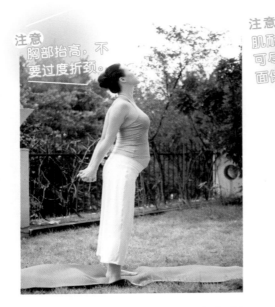

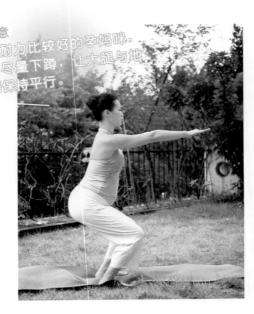

站姿，双手伸于身后，十指相扣，手肘轻轻弯曲；呼气，手肘慢慢伸直，手臂向后伸展，头部抬起，颈部向后弯曲伸直，胸部抬高，保持3~5个呼吸的时间。

站姿，腰背挺直，双腿打开大于臀部宽，双手向前伸直，与地面平行；呼气，双腿弯曲，身体慢慢向下蹲，保持3~5个呼吸的时间；吸气时双腿伸直，身体慢慢回正，多练习几次。

➕ 功 效

扩展胸部，训练胸大肌，使胸部结实挺拔；伸展手臂，预防手臂赘肉堆积，美化手臂线条；反方向伸展脊柱，刺激脊柱神经，缓解腰酸背痛；伸展颈椎，改善身体微循环，滋养大脑，安定心神。

➕ 功 效

强化骨盆底肌肉张力，减轻及预防因为孕期激素影响及子宫压迫引起的尿急、尿频以及尿失禁的症状；紧实全身肌肉，预防肥胖，保持孕妇完美的体形。

十、双人体操，轻松"孕动"帮助自然分娩

准爸爸是孕妇的心灵安定剂，跟其他类型的运动相比，有准爸爸陪伴的双人体操因为有了互相支持，能令孕妇心情更加愉悦，有利于增进夫妻情感交流。双人体操可以一边交谈一边运动，准爸爸随时注意孕妇的反应，询问对方动作可做到的程度，用默契的配合来互相传递感觉。

蹲坐练习

1. 两人面对面站立，双臂伸直，拉手，保持双臂伸直的距离；腰背挺直，双腿分开比髋部略宽，双脚外开成45°。（图1）

2. 两人同时屈膝下蹲，膝盖向外打开，保持腰背挺直、手臂伸展、肩膀放松；尽量往下蹲，脚跟平贴地面，用互拉的双手保持平衡。保持姿势8～15秒，然后慢慢站起，每天练习一次即可。（图2）

注意
下蹲后，可改成抓握对方手臂，确保不会发生松开的现象。

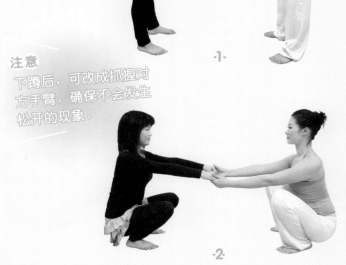

·1

·2

✚ 功效

强化骨盆底肌肉弹性，减轻因盆底肌肉松弛引起的尿急、尿频以及尿失禁的症状；增强盆底肌的力量，增加对子宫、膀胱等盆腔器官的支撑力；强化盆底肌肉张力，为顺产做好准备。

圆﹀形﹀伸﹀展

1. 两人面对面坐，腰背挺直，双腿向外打开伸直，脚掌相抵；双臂伸直，拉手，确保孕妇的身体平衡；微微抬头，目视前方。（图1）

2. 保持腰背与双腿的伸直；呼气，下巴向胸口靠近，两人同时将背部慢慢地向后拱起，形成两个绷紧的圆弧；手拉紧，努力向后拱起脊椎，充分伸展脊椎。保持姿势10～15秒，然后慢慢直起身体，恢复到开始的姿势，每天练习一次即可。（图2）

注意
肩膀不要用力，尽量保持双腿伸直，感觉吃力时可略微弯曲双腿。

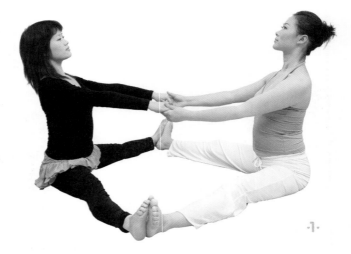
-1-

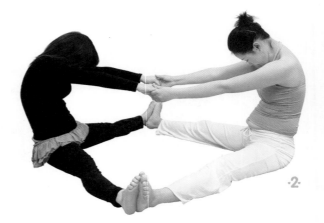
-2-

 功 效

反向伸展整个背部，放松腰背肌肉压力，消除腰酸背痛；促进脊椎血液循环，营养、润泽脊椎，调节神经活动，缓解抑郁、焦躁等情绪；同时伸展大腿内侧的肌肉，打开骨盆，使今后的分娩更顺利。

侧·面·伸·展

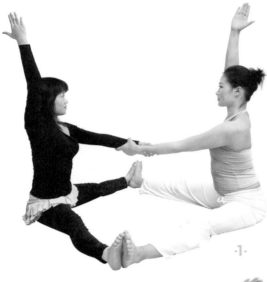

1.两人对坐，腰背挺直，双腿向外打开伸直，脚掌相抵；两人均将双臂伸直，互握左手腕部，确保身体平衡；将右手上举，尽量贴近侧耳后，掌心相对。（图1）

注意
身体向侧面伸展，应以个人感觉舒适为度，感觉有绷紧感时应略微回收一些，然后保持姿势即可。

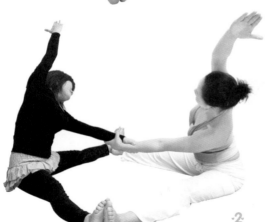

2.呼气，保持腰背挺直，两人同时向身体左面侧倾，保持姿势10～15秒。然后慢慢直起身体，恢复到开始的姿势，换另一侧操作，每天练习一个回合。（图2）

➕ 功 效

伸展腰背两侧及大腿内侧的肌肉，减少身体运动死角的赘肉堆积，为产后快速恢复做好准备；强化身体侧面肌肉力量与柔韧性，增强身体灵活性，减少意外的发生。

脊椎前后伸展

1. 两人对坐，腰背挺直，双腿向外打开伸直，脚掌相抵；双臂伸直，双手相握，确保身体平衡。（图1）

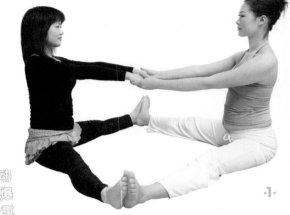

注意
身体后仰拉伸对方的身体时，动作宜缓慢稳定，绝对不可以用爆发力，以免造成肌肉拉伤，严重者刺激子宫，影响胎儿。

2. 用手握住对方的前臂，保持腰背伸直；呼气，一人身体慢慢向后仰，将另一人身体慢慢向前倾，至对方感觉有紧绷感为止。保持姿势10～15秒，再反方向操作。（图2）

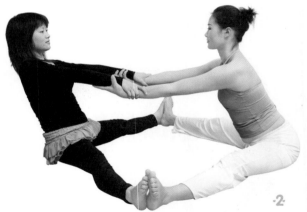

➕ 功 效

极力伸展脊椎，消除腰背紧张感，缓解腰背酸痛、肩周炎等造成的不适；拉伸大腿内侧肌肉，强化肌群力量，增强腿部支撑力；伸展手臂，灵活肩关节、肘关节，消除手臂疲劳；促进全身血液循环，使身体内堆积的多余水分和毒素得以排出。

伸展双臂

注意
保持背部挺直，肩部放松，手臂伸展回收时，速度宜缓慢平稳。

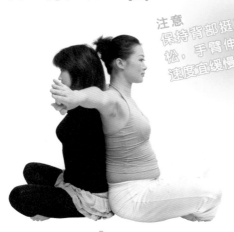

·1·

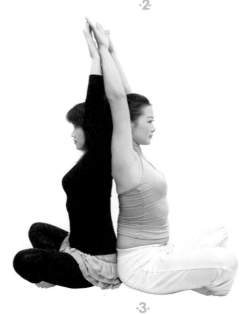

·2·

1. 两人背靠背自然盘坐，腰背挺直，尽量贴紧；两人双臂侧平举，掌心相对扣紧，尽力向两侧伸展。（图1）

2. 呼气，保持腰背挺直，手臂慢慢由体侧向上举，与地面成45°，保持一个呼吸的时间。（图2）

3. 再次呼气，手臂继续向上举至头顶上方，尽力向上延伸；同时向下沉尾骨，拉伸脊椎，伸展身体侧面肌肉，保持两个呼吸的时间。吸气时慢慢放下手臂，回到开始的姿势。（图3）

·3·

➕ 功 效

有效训练腰背两侧的肌群，增强侧面肌肉的弹性与张性，紧实腰背两侧的肌肉；活动双肩，消除肩部紧张，预防肩周炎；伸展脊背，促进脊椎血液循环，调整孕妇的神经活动，稳定情绪。

体 丶 侧 丶 伸 丶 展

注意
身体向侧面伸展时保持背部贴紧，不要耸肩；举起的手臂要保持伸直，不方便用力的话可以抓握对方的前臂。

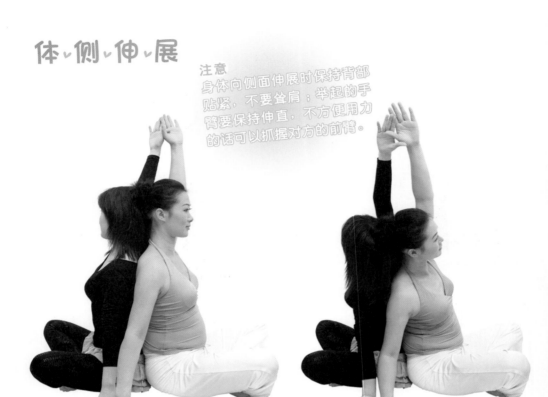

·1· ·2·

1. 两人背靠背自然盘坐，腰背挺直，尽量贴紧；同侧手掌心贴住地面，另一只手向上伸直，贴于耳后，手掌相贴，尽力向上伸展。（图1）

2. 呼气，贴住地面的手臂肘部弯曲，同时身体向这个方向弯曲，伸展另一侧的腰背侧面肌群，保持10～15秒。吸气时，身体慢慢回正，恢复到开始的姿势，再换手向另一侧弯曲伸展。（图2）

✚ 功 效

有效训练腰背两侧的肌群，消除腰背两侧的赘肉；伸展侧面肌肉，增强手臂后侧肌肉的弹性与张性，扩大手臂活动范围；活动髋关节，调节身体的平衡，纠正孕期中出现的骨盆倾斜现象。

肩ⵋ背ⵋ练ⵋ习

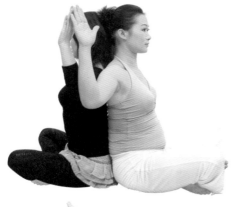

·1·

1. 两人背靠背盘坐，背部挺直贴紧，头部摆正，目视前方；两人前臂上举90°，手背相靠。（图1）

2. 呼气，两臂举过头顶尽力向上延伸，同时下沉尾骨，上下延伸脊椎；吸气，胸腔向外打开，保持手臂伸直，体会身体侧面肌肉的伸展，保持3～5个呼吸的时间。吸气时先侧平举后弯曲前臂，使双臂自然垂直于地面，手腕放松。（图2）

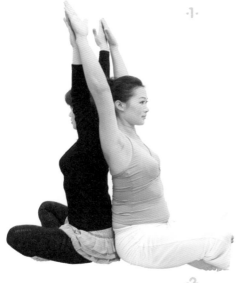

·2·

注意
练习过程中不要借助肩背的力量，主要以肘关节发力，通过手臂、脊椎的伸展带动肩关节的活动，尽量放松双肩。

➕ **功 效**

灵活肩关节、肘关节，增强手臂肌肉的耐力，扩大手臂活动范围；伸展腰背两侧肌群，紧实身体侧面的肌肉，避免孕期肥胖；伸展放松肩背，缓解肩背部位的紧张和酸痛感。

活动骨盆

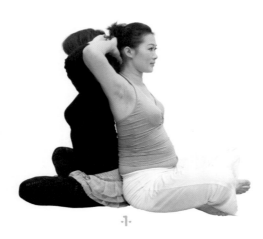

·1·

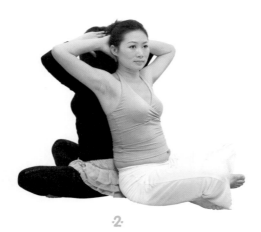

·2·

1. 两人背靠背自然盘坐，背部挺直贴紧，头部摆正，目视前方；肘部向外，两手掌心相叠抱住后脑勺；吸气时，胸腔向外扩开，肘部同时最大限度向外打开，促进腋下淋巴结的流动，呼气时放松肘部，保持2~3个呼吸的时间。（图1）

2. 呼气，保持两肘向外伸展，两人同时向右侧缓慢匀速地扭转身体，至身体侧面肌肉有紧绷感，保持一个呼吸的时间；吸气时身体慢慢回到正中，再次呼气，两人同时向左侧缓慢匀速地扭转身体，保持一个呼吸的时间。（图2）

注意
扭转身体时尽量保持腰背挺直，减少对胎儿的压力；扭转幅度要以个人感觉舒适为限，如感到压到了宝宝，就应减小幅度。

➕ 功 效

活动骨盆，促进盆腔血液循环，补充胎儿营养供给；伸展腰背肌肉，营养脊椎，消除腰背压力过大引起的酸痛等症状；刺激淋巴活动，促进体内累积的毒素与多余水分的排出。

呼⌣吸⌣放⌣松

注意

进行这个练习时，要特别考虑
孕妇的感受，使其处于非常舒
适的体位，身体得到充分的伸
展与放松。

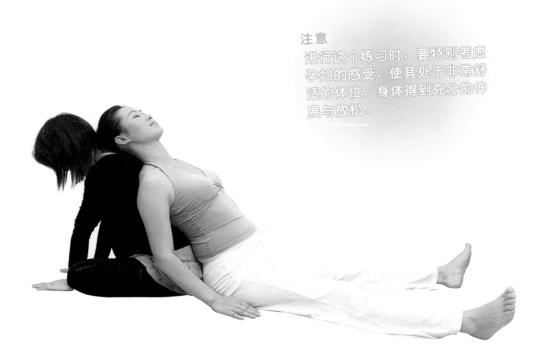

　　两人背靠背盘坐，背部挺直，尽量贴紧；保持腰背挺直，孕妇身体慢慢向前
倾，双手掌心贴于地面，支撑身体；辅助者身体向后轻轻仰靠在孕妇背部上，帮助
其背部的伸展，保持姿势10~20秒。两人身体慢慢回到正中，辅助者身体慢慢向前
倾，双手掌心贴于地面，支撑身体；孕妇身体慢慢向后仰靠在辅助者背部上，进行
冥想放松，舒适整个身心，保持姿势30~50秒。

✚ 功 效

　　充分地放松孕妇的身心，缓解压力，纾解紧张、焦虑、烦躁的情绪；给胎
儿充分的活动空间。

十一、抚摸式胎教—按压拍打法

怀孕4个月以后，胎儿发育更加完善，能够对外界的刺激进行回应，可以在抚摸的基础上进行按压拍打法练习，带着胎儿一起作运动，以促进胎儿感觉系统、神经系统及大脑运动神经的发育。

刚开始练习时，胎儿反应还不灵敏，可能不会马上做出反应，每次练习5分钟即可。随着胎儿对抚摸的适应，开始做出反应后，可将抚摸胎教法延长为每次5～10分钟。

按·压·拍·打·法

注意
注意按压拍打的动作一定要轻柔，并随时留心胎儿的反应，如果感觉胎儿挣扎、抗拒，就应马上停止练习。

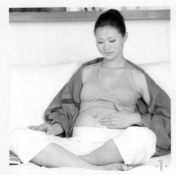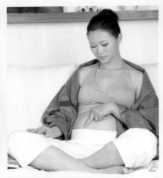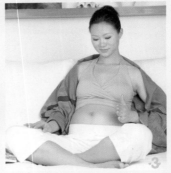

采用仰卧或坐靠的姿势，放松腹部；保持平和、稳定的情绪，先用手轻轻抚摸腹部；再以食指和中指轻轻按压腹部，等待胎儿做出反应；再用手轻柔地拍打腹部，刺激胎儿做出反应。（图1、2、3）

＋ 功 效

长期坚持给胎儿以触觉的刺激，不仅能促进胎儿大脑神经系统的发育，还能激发胎儿活动的积极性，促进运动神经的发育，增强胎儿对外界刺激的适应性和反应力，为宝宝以后翻身、爬行、坐立、行走等运动能力的发展打好基础。

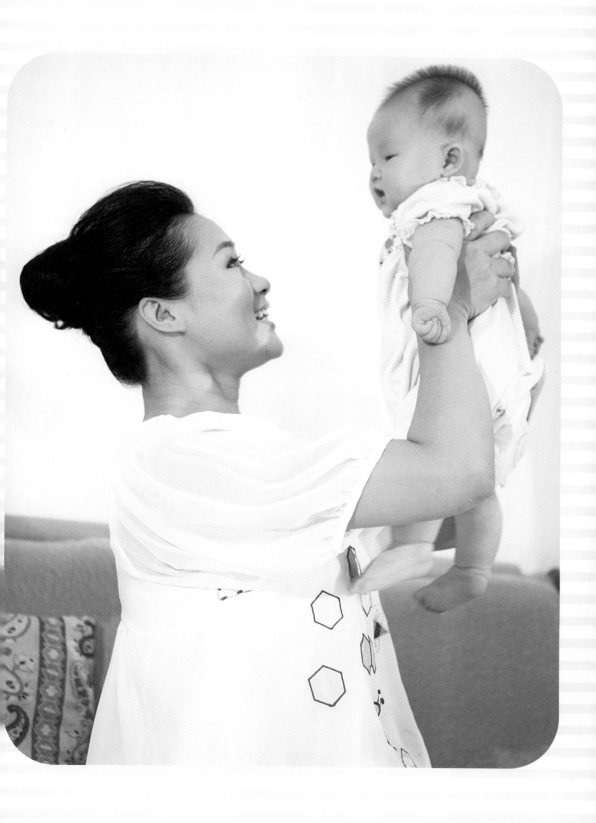

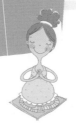

第四章

晚期"孕动"，
迎接天使的诞生

进入孕晚期，随着宝宝的成长，孕妇的体重至少增加6千克。如果在孕中期坚持运动，那么在以后的几个月里，孕妇在继续坚持的基础上，运动方式应该作一些合理的改变。这个时期的运动主要是使孕妇有足够的体力来面对即将到来的分娩，而且还将有利于产后更快地恢复元气。

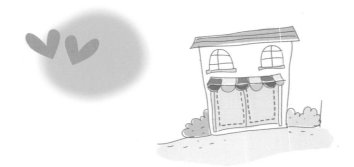

进入孕晚期，因为日益增加的体重，孕妇容易疲劳、行动不便以及睡眠不好。但是只要想到过不了多久，宝宝就要出来和爸爸妈妈见面了，真是令人期盼啊！

1. 孕晚期运动指导

孕晚期由于身体的负担越来越沉重，下背部、臀部、腿部疼痛以及抽筋的状况也会经常产生。如果孕妇觉得有运动的需要，又有精力，那么继续运动吧。如果孕妇觉得疲劳，那么只做热身和放松的运动，因为这些运动有助于保持身体的活力，减轻肌肉和关节的僵硬。但注意不要长时间站立，保证有足够的时间休息和放松。

◎记得运动的任何时候都要收紧骨盆。从一个姿势改为另一个姿势时要特别小心。

◎不要突然进入运动状态，正确地做一些经过选择的运动，效果会更好。

◎可以把运动强度减到最低，把任何觉得难以做到的动作取消掉。

2. 孕晚期运动的益处

孕晚期，孕妇可能会常常在夜晚感到不适，和缓、放松的运动可以改善睡眠，有助于减轻孕妇对分娩的焦虑。

二、步行疗法，建立身体中线，避免重心不稳

临近预产期，妇产科大夫都会嘱咐要多散散步，走动走动，这样有利于自然分娩。不过和孕早期一样，孕晚期散步也要避免身体震动幅度过大。如果孕妇在怀孕后体重增加超过了15千克，散步时速度可稍快一些。

活·化·胸·腺

注意
保持身体重心平稳和中线的端正，不要左右摇晃身体。

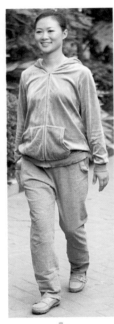

·1·

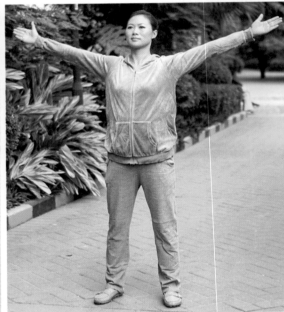

·2·

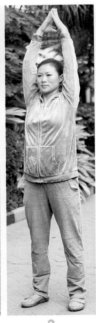

·3·

1. 自然行走，保持正确的步行姿势，腰部挺直，肩部放松，手臂随着身体自然摆动，前行的脚步保持在一条直线上。（图1）

2. 停住脚步，保持腰背挺直，双腿分开与肩同宽；呼气，双臂侧平举，指尖向外延伸；下巴抬高，挺胸，用力地吸气，手臂同时尽量向后伸展。（图2）

3. 再次呼气，双臂上举过头，肘部伸直，两手指尖相触；两臂用力向后拉伸，胸腔向外扩，意识专注于胸部正中央凹陷处的胸腺，保持一个呼吸的时间。（图3）

十 功 效

通过手部动作配合胸腔的打开，温和刺激胸腺，促进乳房的二次发育；扩张胸腔，加大氧气的吸入量和废气的排出，促进新陈代谢，提升身体的免疫功能。

活动骨盆

注意
旋转时要控制身体的中轴线，围绕身体的中线进行旋转。

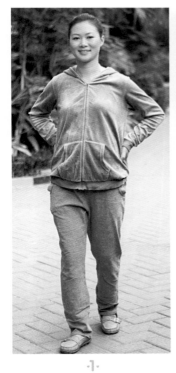

·1·

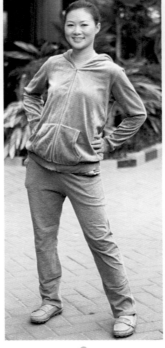

·2·

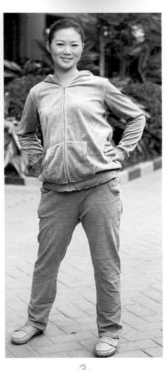

·3·

1. 保持正确的步行姿势，慢走3分钟；双手向后弯曲，扶住后腰与臀部相连的部位，给胎儿有力的支撑。（图1）

2. 保持站姿，双腿分开与肩同宽，身体放松，双手托住后腰，让右侧髋部向外向内各旋转10次。（图2）

3. 保持站姿，双腿分开与肩同宽，身体放松，双手托住后腰，让左侧髋部向外向内各旋转10次。（图3）

➕ 功效

灵活骨盆，感受身体的中轴线，矫正骨盆或脊椎的歪斜；伸展腰部，减轻腰部下方和骨盆的压力，消除腰痛及坐骨神经痛；使骨盆生热，促进骨盆血液循环，避免水分和毒素的堆积。

孕晚期的瑜伽以站姿或坐姿练习为主，孕妇可以通过运动缓解紧张感，使腰部及骨盆的关节更柔软、肌肉更富弹性。特别是有意识地锻炼腹部、腰部、背部和骨盆的肌肉，可以帮助孕妇避免由于体重增加和重心改变而导致的腰腿痛，并有助于减轻临产时的阵痛，促进顺利地自然分娩。

练习时孕妇要注意放松，要多休息，避免劳累。

站姿髋部提转式

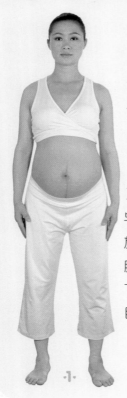

1. 站姿，双腿分开与髋部同宽，膝盖放松微微弯曲；肩膀放松，双手自然下垂，掌心朝内，目视前方。（图1）

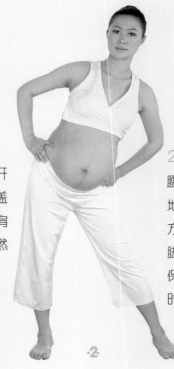

2. 吸气，双手叉腰；呼气，轻轻地将髋部推向右方，重心移至右脚，放松身体，保持一个呼吸的时间。（图2）

注意
肩膀、背部、膝盖等
都要尽量放轻松，动
作宜轻柔舒缓，呼吸
宜自然缓慢。每天可
练习3～5次。

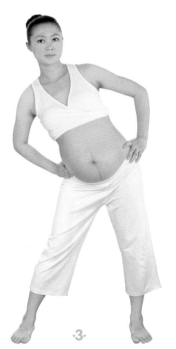

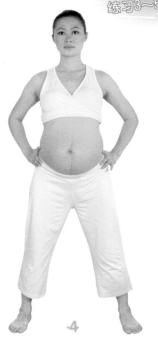

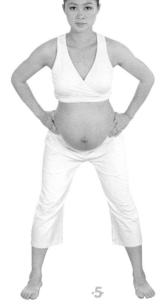

·3·

·4·

·5·

3. 吸气，髋部回到身体
中线；呼气，将髋部轻轻
推向左方，重心移至左
脚，放松身体，保持一个
呼吸的时间。（图3）

4. 吸气，髋部回到身体
中线；呼气，将髋部轻轻
向前推，两手插腰，放松
身体，保持一个呼吸的时
间。（图4）

5. 吸气，身体回正；呼
气，将髋部轻轻向后推，
骨盆重心往后，放松身
体，保持一个呼吸的时
间。（图5）

➕ 功 效

　　舒缓骨盆，增强髋关节的灵活性；加强身体下盘肌耐力，减轻大肚带来的
腰部酸痛等不适；放松身心，提高中枢神经系统的灵敏度，保持动作协调。

舞王式

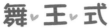

注意
根据个人身体情况选择伸展的幅度，停留在极限处，保持自然缓慢的呼吸。

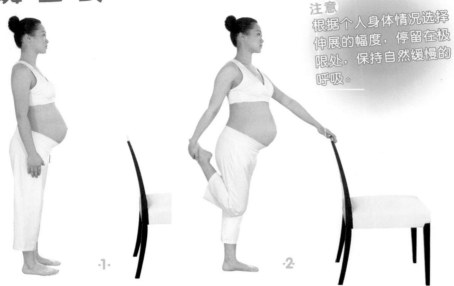

·1·   ·2·

1. 站姿，双腿打开与髋部同宽，站立在椅子后方，放松身体，目视前方。（图1）

2. 吸气，左手搭住椅背，右腿向后弯曲，右手抓住右脚的脚背或脚踝，放松身体。（图2）

3. 呼气，背部挺直，将右腿缓慢地向上提，延伸脊柱，伸展大腿前侧，保持2～3个呼吸的时间。呼气时慢慢放下右腿，换左腿操作。（图3）

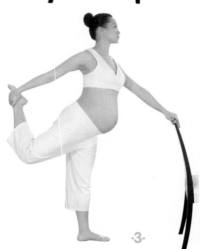

·3·

✚ 功效

活动髋部，促进骨盆血液循环，滋养孕妇盆腔器官；给予上身和腿部充分的伸展，收紧背、腰、腹、臀、腿部肌肉，增强身体的柔韧性；单腿支撑身体，也强化了腿部力量，强化了身体的平衡能力。

蹲式

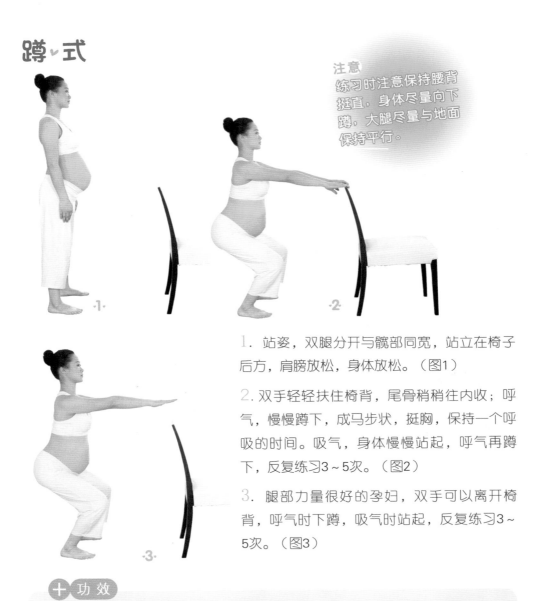

注意
练习时注意保持腰背挺直，身体尽量向下蹲，大腿尽量与地面保持平行。

1. 站姿，双腿分开与髋部同宽，站立在椅子后方，肩膀放松，身体放松。（图1）

2. 双手轻轻扶住椅背，尾骨稍稍往内收；呼气，慢慢蹲下，成马步状，挺胸，保持一个呼吸的时间。吸气，身体慢慢站起，呼气再蹲下，反复练习3~5次。（图2）

3. 腿部力量很好的孕妇，双手可以离开椅背，呼气时下蹲，吸气时站起，反复练习3~5次。（图3）

✚ 功 效

打开髋部，锻炼骨盆底肌肉的弹性和力量，减轻孕期尿急尿频的症状；伸展脊柱，促进背部血液循环，滋养脊柱神经，减轻孕期腰背痛，同时可矫正不良体态；训练股四头肌，强化大腿内侧、膝盖、脚踝的力量；扩展胸部，增强肺功能，增加孕妇和胎儿的氧气供给。

牛面式

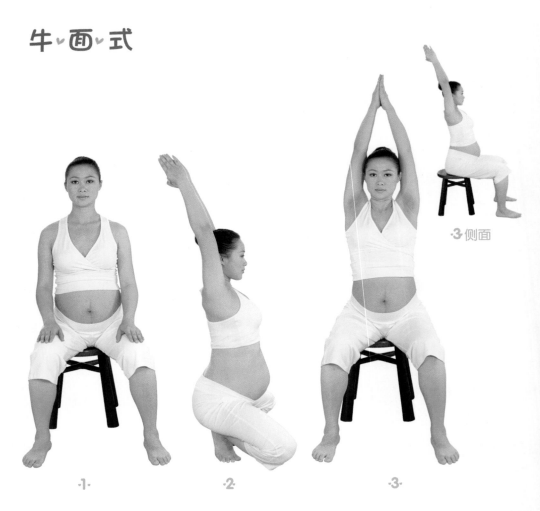

·3侧面

·1·

·2·

·3·

1. 正面坐在凳子上，双腿分开，脚尖向前；双手放松，掌心放在大腿上；腰背挺直，目视前方，放松身体。（图1）

　　腿部和脚部肌肉耐力比较好的孕妇，可以采取蹲姿来进行，这个动作具有强化大腿和小腿力量、优美腿部线条的功效。（图2）

2. 吸气，双手由身体两侧向上抬起，于头顶上方合掌，肘部伸直，头部抬高，眼睛平视前方。吸气时手臂向上伸展，尾骨内收，尽量向上延伸脊椎；呼气时肩膀放松，身体放松；反复伸展、放松，保持3～5个呼吸的时间。（图3、3侧面图）

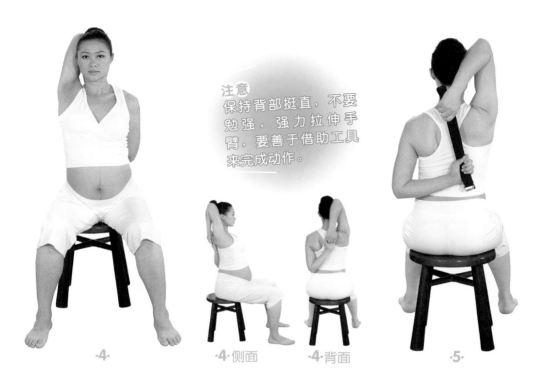

注意
保持背部挺直，不要
勉强，强力拉伸手
臂，要善于借助工具
来完成动作。

·4·   ·4·侧面   ·4·背面   ·5·

3. 呼气，双手打开放下，身体放松。吸气，右臂抬起伸直；呼气，右手肘向后弯曲，靠住后脑勺，左手自下往上弯曲，与右手十指相扣；抬头挺胸，利用胸腔进行呼吸。吸气时扩展胸部，肺部充满氧气；呼气时收缩胸部，双肺排除空气，反复练习3～5个呼吸的时间。呼气，双臂放下，回到起始姿势，调整呼吸，休息一下，再换方向操作一遍。（图4、4侧面和4背面图）

练习此式时，由于身体发胖，或柔韧性不够等原因，有些孕妇的双手可能无法相扣，这时也不要勉强，可以借助一条瑜伽带或毛巾来帮助完成此动作。（图5）

➕ 功 效

伸展、收缩手臂肌肉，预防赘肉堆积，促进手部血液循环，预防手部浮肿；舒展脊柱，灵活肩关节，减轻肩颈压力，预防肩颈疼痛；扩展胸部，增强肺功能，稳定孕妇的呼吸系统和神经系统，调节情绪状态；完全伸展背阔肌，收紧腰背肌肉，使背部线条更加优美，腰肢更柔软、纤细。

开肩式

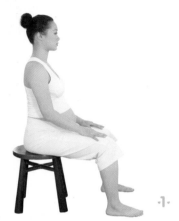

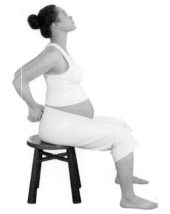

1. 坐在凳子上，背部挺直，双腿大大分开，脚尖向前；双手放松，放于大腿上。（图1）

2. 吸气，双手在背后相扣，轻轻靠在后腰部；抬头挺胸，吸气，慢慢地把肩胛骨向后靠拢，两肘向后靠，眼睛注视前上方，保持一个呼吸的时间。（图2）

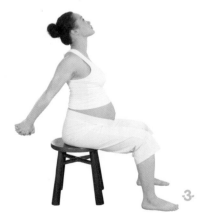

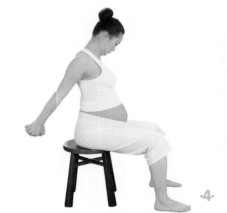

3. 慢慢地将双臂向后伸直，挤压背部，保持几个呼吸；吸气时挺胸，手臂尽量抬高。（图3）

4. 呼气时低头，下颌向锁骨靠拢，手臂尽量向后拉伸，眼睛看着肚子，反复练习3~5个呼吸的时间。（图4）

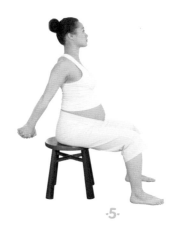

-5-

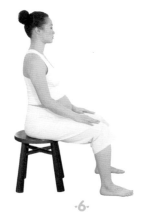

-6-

5. 吸气，抬起头；呼气，头部回正；腰背挺直，慢慢地把手松开，放在膝盖上，调整呼吸，休息一下。（图5、6）

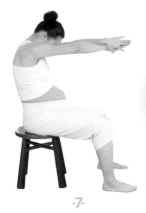

-7-

注意

保持动作的标准，舒缓地去进行，以免发生扭伤。

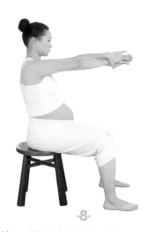

-8-

6. 呼气时低头，含胸弓背，头部埋在双臂之间，体会后背的伸展，保持3～5个呼吸的时间。练习完成后，呼气松开双手，放在膝盖上，调整呼吸，稍作休息。（图7）

7. 保持坐姿，双手抬起向前交叉，左手放在右手上，掌心相对靠拢。吸气，手臂向前伸，保持双臂与地面平行，保持一个呼吸的时间。（图8）

✚ 功 效

向前、向后伸展双臂，促进手臂和肩颈部的血液循环，改善孕晚期肚子膨大引起的肩膀酸痛和指尖易变冷等不适；伸展双臂，灵活肩关节，收紧手臂肌肉，舒缓肩部压力，预防肩周炎和手脚僵硬等症；完全伸展脊柱，柔软颈椎、脊椎、腰椎，矫正因子宫压力引起的脊柱弯曲。

凳上扭转式

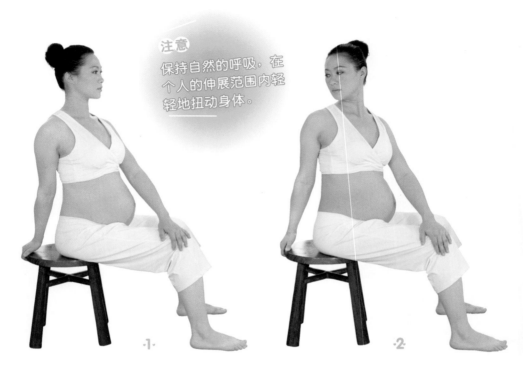

注意
保持自然的呼吸，在个人的伸展范围内轻轻地扭动身体。

·1·

·2·

1. 坐在凳子上，吸气，左手放在右膝上，右手抓住凳子后侧，背部挺直，目视前方。（图1）

2. 呼气，身体慢慢向右后方转动，头部随之转动，眼睛向后看。尽量将右肩向后展开，伸展身体的右侧，保持一个呼吸的时间。呼气时身体慢慢回正，调整呼吸，稍作休息后，换方向操作。（图2）

➕ 功效

左右扭动脊椎，激活背部神经，放松脊柱；伸展颈椎，灵活颈关节，收紧颈部肌肉，有助于预防颈椎病；强健左右侧躯干，训练身体侧面肌群，如腹斜肌，预防孕期赘肉堆积。

胎·位·回·正·式

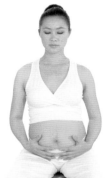

注意

放松身体的每一个部位，让宝宝也感受到这种放松、安全的感觉。

坐在凳子上，让身体处于舒服的状态，双脚微微交叉，背部挺直，双手托住肚子，闭上眼睛，脸部放轻松。深深地吸口气，感觉肚子微微地往外扩张；慢慢地呼气，感觉肚子微微地收缩；吸气，呼气，细心体会身体的放松，胎儿也跟着放松，保持3~5个呼吸的时间。

➕ 功 效

加强横膈膜的锻炼，扩大肺部容积，增加呼吸吐纳量，提高血液中的氧气含量；按摩肠胃，增强消化器官及其周边毛细血管的消化吸收功能，提高孕妇摄取营养物质的能力；刺激神经末梢，激活脑部和四肢各组织、各关节，安定心神，提高免疫力。

骨·盆·放·松·式

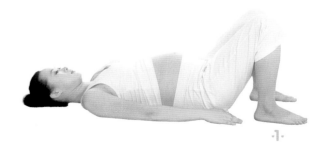

1. 平躺在垫子上，身体放松，吸气，双腿分开大于臀部宽，膝盖弯曲，脚心贴于地面；双手自然放于身体两侧，掌心贴地。（图1）

2. 吸气，臀部轻轻地抬起，身体放轻松，保持几个呼吸的时间；呼气，身体慢慢放下，反复练习2~3次。（图2）

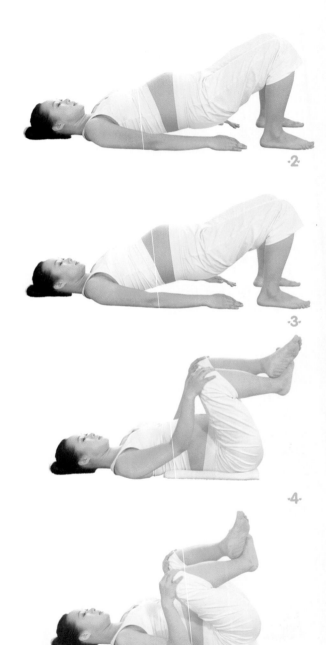

-2

3. 吸气，身体不动；呼气，卷起尾骨，用腰部的力量将尾骨、臀部、腰部一节一节地抬离地面，保持一个呼吸的时间；呼气时慢慢放松，将腰部、臀部、尾骨慢慢地一节一节地放下，反复练习2~3次。（图3）

-3

4. 放松臀部，膝盖弯曲，双腿微微交叉向上抬起，双手扶住膝盖，膝盖大大分开，不要压迫到肚子。（图4）

-4

5. 呼气，将膝盖慢慢地往胸前收，感受腰部的完全伸展；吸气，手臂向前伸展，将膝盖慢慢地往前推，收缩腰部，反复练习3~5次。（图5、6）

-5

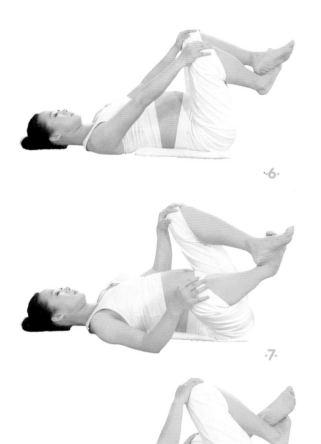

·6·

·7·

·8·

6. 双手扶住膝盖，稳住身体。呼气，骨盆慢慢向右倒，让右手的手肘接触地面；吸气，右手肘离开地面，身体慢慢回正；呼气，骨盆慢慢向左倒，让左手的手肘接触地面，吸气，左手肘离开地面，身体慢慢回正，反复练习2～3次。（图7、8）

注意
身体抬起和扭转的幅度要以个人感觉舒适为限，腰部不可过度弯折，骨盆要正。

 功 效

　　训练骨盆和躯干核心肌肉群，保持骨盆、腰椎连接处健康，缓解坐骨神经痛；增进骨盆区域的血液循环，强健子宫，为顺利生产做好准备；伸展、收缩尾椎、臀部和腰部肌群，缓解下背麻木和腰部酸痛。

放松冥想

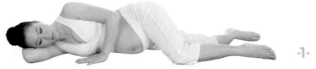

1. 身体向右侧卧，右手弯曲，枕在头下，左手自然弯曲，掌心放在胸口旁；双腿分开，膝盖弯曲，尽量让两个膝盖都着地，减轻膝盖压力，注意不要压迫到肚子，闭上眼睛，调整呼吸，让身体好好放松一下。（图1）

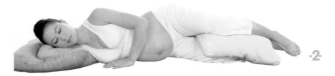

如果感觉不舒适的话，可在右手下方放一个枕头。双腿间也可放一个枕头，可避免两个膝盖间的摩擦，还可为腹部提供更多空间，让身体更舒适。（图2）

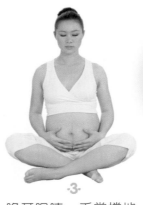

注意
身体坐起来时，要借助手的力量，慢慢地撑起身体，以免发生头晕的情况。

2. 睁开眼睛，手掌撑地，慢慢坐起。双腿自然盘坐，双手扶住腹部，闭上眼睛，调整呼吸，感受胎儿的活动。（图3）

➕ 功效

放松身体，消除疲劳感，与胎儿建立共鸣，增加交流、沟通，提早建立亲情链接；促进子宫血液循环，减少因血液供给不足引起胎儿躁动。

（四）、椅上练习，强健肌肉，调整『孕律』

孕晚期是体重增加的最后阶段。胎儿定期活动，这可能不太舒服，所以做这套动作时，孕妇全程双腿呈分开姿势，给胎儿留下了充足的空间。

椅上练习能拉伸脊椎，舒展颈部，减轻身体压力带来的不适，同时锻炼身体肌肉力量与柔韧性，为顺利分娩做好准备。

左、右、扭、转

注意

向左向右扭转时，腰背要保持挺直，不要挤压到胎儿；肩部不要用力，以腰部的力量带动身体扭转。

1. 选一张结实的靠背椅，双腿分开，面对椅背坐在椅子上；腰背挺直，头部摆正，左手扶住椅背，右手抓住臀部后方的椅面；呼气，身体慢慢向右扭转，头部随之转向右侧，眼睛注视后方，保持一个呼吸的时间。（图1）

2. 吸气，身体慢慢转正，恢复到开始的姿势；换一个方向继续练习，保持一个呼吸的时间。（图2）

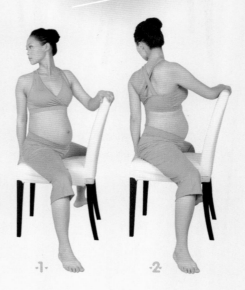

·1·　·2·

➕ 功 效

有效训练腰背两侧的肌群，增强腹肌力量与弹性，有力支撑胎儿；扭转脊椎，使脊椎发热放松，消除孕期脊椎疼痛；放松双肩，减轻肩颈压力，消除疲劳。

前·后·伸·展

注意
头部向前向后仰时，动作宜缓慢，以免发力过猛引起头晕目眩；预备动作时，尽量挺直腰背。

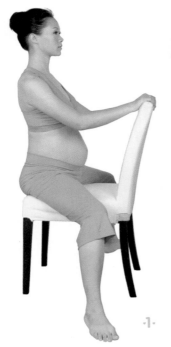

·1·

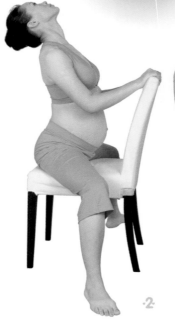

·2·

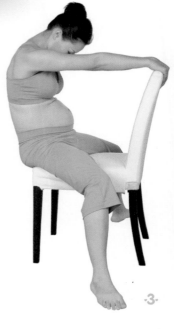

·3·

1. 选一张结实的靠背椅，双腿分开，面对椅背反坐在椅子上；腰背挺直，头部摆正，双手自然弯曲搭扶在椅背上。（图1）

2. 呼气，挺胸，头部后仰，下巴收紧，尽力拉伸颈部前侧肌肉；肩部放松，尾骨向下延伸，拉伸脊椎，保持一个呼吸的时间。（图2）

3. 再次呼气，骨盆收紧，慢慢低头，下巴向胸口靠近；背部向后拱，收腹，尽可能抬高胎儿，保持两个呼吸的时间。（图3）

➕ 功 效

强化胸肌耐力，增强腹部功能，提高氧气的供给；拉伸脊椎，舒展颈部与肩部，放松上半身；活动肩颈，使双肩发热和放松，消除肩颈压力，预防肩周炎、颈椎病。

侧·面·伸·展

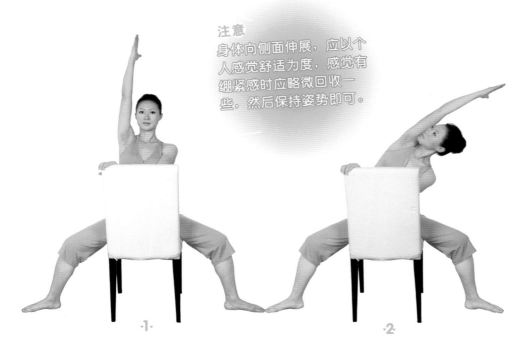

·1·   ·2·

1. 选一张结实的靠背椅，双腿分开，面对椅背反坐在椅子上；腰背挺直，抬头挺胸，左手扶在椅背的右侧角，右手向上伸直，尽量贴近耳侧，掌心朝内。（图1）

2. 呼气，保持腰背挺直，身体向左侧弯腰，头部向右转，目视右上方，保持姿势两个呼吸的时间；吸气时慢慢直起身体，恢复到开始的姿势；换另一侧操作。（图2）

➕ 功 效

　　强化身体侧面肌肉力量与柔韧性，有助于支撑胎儿；伸展腰背两侧及大腿内侧的肌肉，减少赘肉堆积，为产后快速恢复做好准备；伸展拉长脊椎，使脊椎发热和放松，从而消除脊椎压力，减轻孕期肩颈痛、脊椎痛等不适。

放松

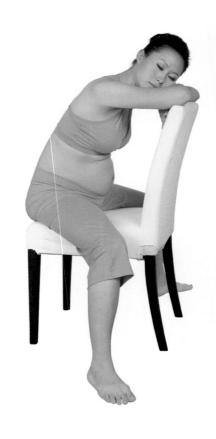

注意

休息时背部不要向后拱起，应有控制地将背部向前向下压，同时注意有控制地收腹，抬高胎儿，以免胎儿受到挤压。

选一张结实的靠背椅，双腿分开，面对椅背反坐在椅子上；肘部弯曲，手臂搁在椅背上，头部轻轻搁在手臂上，保持几个呼吸的时间，闭上眼睛，调息养神，放松身心。

➕ 功效

改善孕期重心前移造成的腰椎前凸、骨盆前倾等问题，帮助孕妇保持正确姿势；消除疲劳，减轻脊椎痛、腰痛等孕期症状。

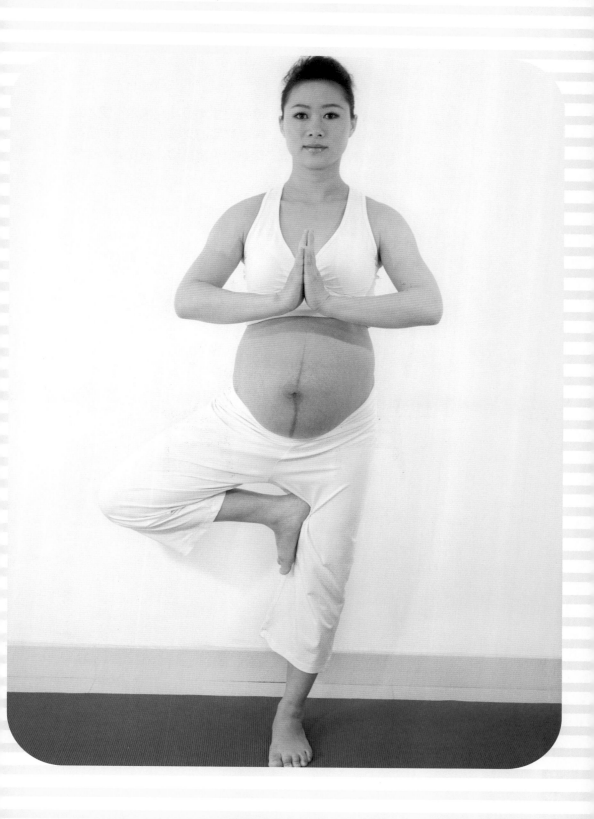

五、活力健身操，保持热情和活力

随着胎儿的生长，孕妇会感觉行动越来越不便，此时可借助椅子、沙发、床等物品的支撑进行运动，这样有助于减轻身体不适，使孕妇坚持运动，享受到运动带来的健康效果。

训·练·胸·肌

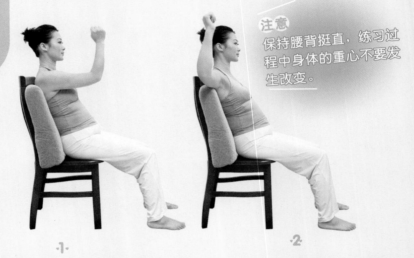

注意
保持腰背挺直，练习过程中身体的重心不要发生改变。

-1-   -2-

1. 选一张结实的靠背椅，端坐在椅子上，背后放一个靠枕；挺胸收腹，收紧骨盆，头部摆正，双手握拳，手臂上举，双肘弯曲成90°，保持上臂与地面平行；呼气，两肘互相靠拢挤压。（图1）

2. 保持腰背挺直，慢慢将双臂向身体两侧水平打开，保持手肘弯曲度。体质较好的孕妇可持一条拉力带，加强练习强度。（图2）

十 功效

强化胸肌的弹性和支撑力，增强对乳房的支撑；锻炼肱三头肌，增强手臂力量；扩大胸腔，增强肺功能，增加氧气供给；灵活肩关节，消除肩颈压力，预防肩周炎与颈椎病。

坐姿扭转

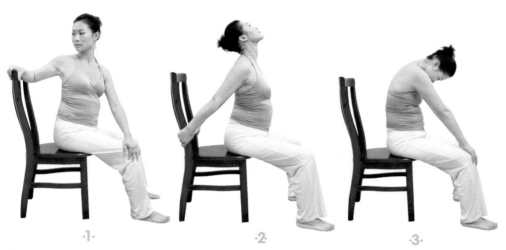

·1·　　　　　　　　·2·　　　　　　　　·3·

1.选一张结实的靠背椅，腰背挺直，双腿分开与肩同宽，坐于椅子的前2/3处。呼气，左手扶住右膝，右手扶于椅背，下半身不要动，保持腰背伸直，身体慢慢转向右侧，头部跟着转动，目视后方，保持一个呼吸的时间。吸气时身体还原，呼气时换方向操作。（图1）

2.身体面向前方，腰背挺直；吸气，双手向后伸展握紧椅背；呼气，身体慢慢地向前倾，挺胸，伸直手臂，下巴抬起，颈部向上延伸；两臂尽量靠拢，感受肩部肌肉的挤压，消除肩颈压力。（图2）

3.吸气时放松双肩，头部下垂，双臂向前伸直轻轻地搁在双膝上，放松身心；身体向前微倾，背部不要弯，以免挤压到胎儿。（图3）

注意
保持脊背挺直，肩部不要耸起。

➕ 功 效

活动脊背，促进脊椎血液循环，润滑腰椎与脊椎关节；挤压、伸展肩部肌肉，消除肩颈压力；有效训练腰背两侧的肌群，紧实腰背两侧的肌肉。

伸展小腿

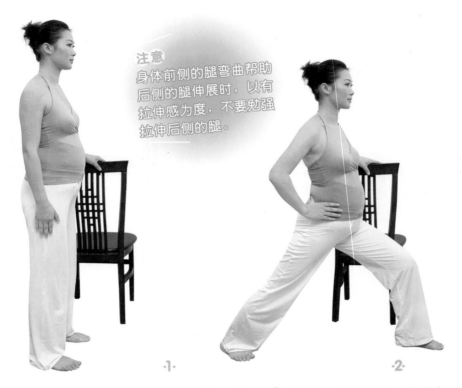

注意
身体前侧的腿弯曲帮助后侧的腿伸展时，以有拉伸感为度，不要勉强拉伸后侧的腿。

·1·

·2·

1. 放一张稳固的椅子在身体左侧，左手扶住椅背，抬头挺胸，双腿分开与肩同宽，双膝放松，骨盆收紧，脊椎向上、下两端伸展。（图1）

2. 呼气，右手扶腰，右腿向后退一大步，屈左膝，轻轻将右脚跟压向地面；收紧骨盆，髋部摆正，面朝前方，保持姿势3个呼吸的时间。吸气时恢复到开始的姿势，然后换个方向操作。（图2）

＋ 功效

消除肌肉紧张，减轻小腿痉挛、麻木的症状；收紧腿部肌肉，促进脂肪燃烧，消除双腿浮肿，预防静脉曲张；拉长小腿肌肉，塑造腿部优美线条。

伸展股四头肌

注意
练习时要根据个人状态适当调整运动难度，以个人感觉舒适，但又保持运动效果为佳。

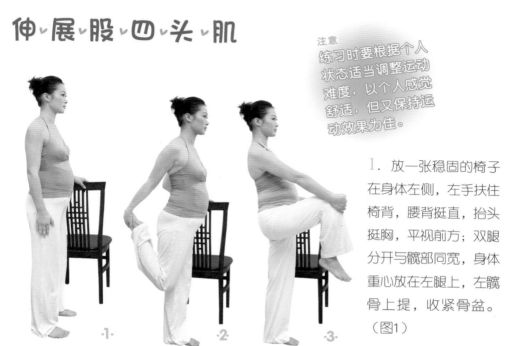

·1· ·2· ·3·

1. 放一张稳固的椅子在身体左侧，左手扶住椅背，腰背挺直，抬头挺胸，平视前方；双腿分开与髋部同宽，身体重心放在左腿上，左髋骨上提，收紧骨盆。（图1）

2. 保持腰背挺直，右腿向后弯曲；呼气，右手抓住右脚脚背慢慢向后拉伸右腿，注意保持身体正对前方，保持右膝与右髋在同一条直线上，保持两个呼吸的时间。柔韧性较好的孕妇若是感觉大腿前部没有拉伸感，可将右腿再往后抬高，收紧骨盆；柔韧性较差的孕妇则可在脚上套一只棉袜或毛巾，借助袜子或毛巾向后提拉右腿。（图2）

3. 吸气时放下右腿，恢复到开始的姿势。保持腰背挺直，髋部收紧；呼气，左手撑住椅背，右手扶住右腿膝盖，向前向上抬起右腿，保持身体正对前方。柔韧性较好的孕妇，练习时要保持左腿挺直，右腿尽力抬高；如果感觉练习困难，则可将左腿适度弯曲，降低难度。（图3）

➕ 功 效

消除大腿前侧肌肉紧张，缓解膝关节压力，减轻膝关节不适症状；强化股四头肌，增强对胎儿的支撑力，为顺产做好准备。

放松

背部靠墙，坐在垫子上。在腰背部和头部后方各放一个靠枕以支持背部和头部，调整姿势，以个人感觉舒适为佳；双腿自然前伸，双膝微微向外，脚部外侧贴地；双臂自然下垂，双手交握扶住肚子，双肩放松自然下垂，闭上眼睛，下巴和牙齿放松，再放松前额；深呼吸，放松全身，将身体托付给支撑物，排除心中杂念，尽可能长地保持这种放松状态。

> **注意**
> 放松前要注意让每个关节得到稳定支撑，在感觉不舒适的地方垫上柔软的枕头，以个人感到舒适为最佳。

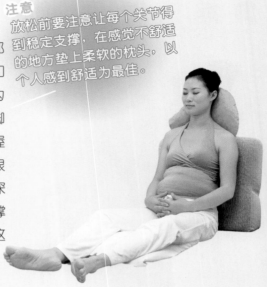

➕ 功效

松弛肌肉紧张，消除身体疲劳，调适心理，增强抗压能力；全身心体会身体的放松，保持平和安静的心态，让胎儿也安静下来；提高自我控制能力，有助于提高孕妇对分娩时疼痛的忍受度。

六、保健按摩，调经养气，激发生命能量

这个时期孕妇的肚子已经相当"可观"了，为避免身体不平衡，孕妇的站姿及坐姿都出现异于平常的变化，给身体造成很大的负担，所以常会出现腰酸背痛等症状。按摩不仅能够平静孕妇的神经，还有助于缓和孕妇的身体酸痛、减少手脚肿胀，甚至可以提高睡眠质量。

按摩的时候，孕妇要注意：如果按摩时感到不适，应马上停止按摩；妊娠20周后不要俯趴按摩；不要在有伤口、感染、红疹或静脉曲张的地方按摩；避免按压踝关节及足跟部之间的地方，因为这里直接关联到子宫及阴道，若在妊娠晚期重压可能引起早产；避免按摩腹部。

推搓涌泉穴

注意
用热水泡脚后按摩
效果更佳。

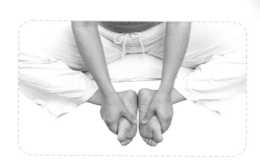

以放松的姿势坐在垫子上，双腿弯曲自然分开，两膝朝外，腿外侧贴向地面，脚掌心相对，两手分别握住两脚板，以拇指轻轻推揉脚底的涌泉穴。

➕ 功效

《黄帝内经》中说："肾出于涌泉，涌泉者足心也。"涌泉穴为肾经的首穴，推搓涌泉穴可激发肾气，达到对肾、肾经及全身起到由下到上的整体性调节和整体性治疗的目的。怀孕时多按摩涌泉穴，还可平稳血压，防治妊娠高血压综合征。

按压然谷穴

注意
按摩然谷穴的最好方法是：先以大拇指指腹用力往下按，以穴位和腿部感觉有酸胀感为宜，再放松手指，待酸胀感消退后，再重复操作10～20次。

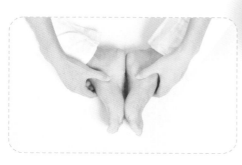

以放松的姿势坐在垫子上，双腿舒适地向外弯曲分开，两手分别握住脚踝，以拇指指腹按揉然谷穴。然谷穴位于足内侧缘，足舟骨粗隆下方，赤白肉际。

➕ 功效

中医认为，然谷就是"燃谷"，有"燃烧谷物"之意，按摩然谷穴具有双向调节肠胃功能的作用：孕妇食欲不振时，按摩然谷穴能增强食欲；孕妇饮食过度时，按摩然谷穴能促进食物消化，消除过度饮食后的不适，保持肠胃的活力。

按揉小腿肚

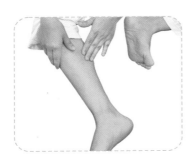

注意
按摩时要避开腿部的静脉血管，以免对静脉血管造成损伤。

以放松的姿势坐在垫子上，双腿舒适地向外弯曲分开，右手扶住右侧小腿的外侧，以左手食指、中指和无名指的指腹按揉右腿的小腿肚。反复按揉10～20下，再换腿操作。

＋ 功 效

消除小腿肌肉及神经的兴奋性，消除腿部痉挛，降低腿部抽筋的发生率；消除腿部肌肉疲劳，减轻双腿的负担，缓解腿部酸胀疼痛；促进腿部血液循环，消除下肢肿胀。

按揉血海穴

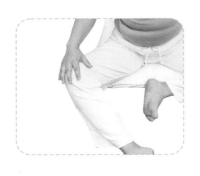

注意
按摩此穴时要以轻柔为原则，以穴位处有酸胀感即可。

以放松的姿势坐在垫子上，双腿舒适地向外弯曲分开，以拇指的指腹按揉血海穴。血海穴位于大腿内侧，股四头肌内侧头的隆起处。

＋ 功 效

由于产妇在生产过程中需要消耗大量的体力，身体状况本来就比一般人虚弱，如果疏忽了保暖的工作，风寒便会趁虚而入，因此产后产妇身体特别容易出现各种酸痛，而一旦出现酸痛时，按摩血海穴能有效地减缓疼痛。

轻 揉 腹 股 沟

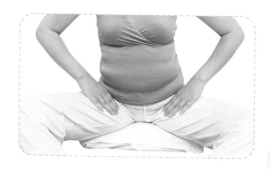

以放松的姿势坐在垫子上，在臀部下方放一个坐垫，双腿自然弯曲，以五指的指腹轻柔地从腹股沟部的外侧向内侧轻轻摩擦。

➕ 功 效

能够提高排泄能力，有助于顺产。

摩 擦 百 会 穴

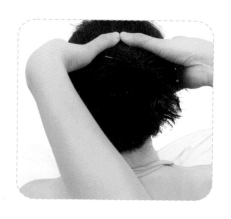

注意

亲人不在身边时，孕妇可利用保健木梳梳头5分钟，即达到按摩保健的功效。

睡觉前，孕妇舒适地坐着，他人可以用双手拇指的指腹来回摩擦百会穴至发热，每次约100下。百会穴位于头顶正中心，两耳角直上连线的中点。

百会穴既是"长寿穴"又是"保健穴"，可以激发和增加体内的阳气，调节心、脑血管系统功能。百会穴与脑联系密切，是调节大脑功能的要穴。头部是诸阳之会、百脉之宗，而百会穴则是各经脉气会聚之处，按摩百会穴能够通达阴阳脉络，连贯周身经穴，对于调节机体的阴阳平衡起着重要的作用。

七、睡前舒展操，助孕妇好眠

怀孕后期，孕妇因为体重增加、子宫压力加重，会造成心脏血液输出量多、气喘、疲倦、贪睡。尿频、睡眠姿势改变、胎动、褪黑激素减少及抽筋等因素，也影响着孕妇的睡眠质量。长期这样容易造成孕妇睡眠不足，或是失眠。因此，如何调节疲惫的身心显得尤为重要，孕妇可在睡前进行舒展操练习，并配合科学的呼吸法调节心理情绪，自我放松，这样才能睡得安稳。

蹬自行车

注意
腰腹部不要用力，双腿自然用力上下运动。

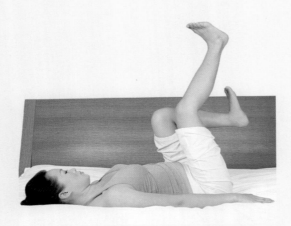

慢慢地收回膝盖，双腿自然向上，勾着脚尖，模仿蹬自行车的动作，左右脚轮流上下伸展弯曲，轻轻地踩自行车，反复5~8个回合，再反方向踩自行车。（图中展示的为侧面图）

✛ 功效

强化双腿和两膝的肌肉和关节，增强下盘力量，为顺产做好准备；促进腿部血液循环，促进水分的排出，纤细双腿，预防静脉曲张；温和地按摩腹腔器官，强壮肠胃，减轻胃胀气和便秘等；增加头部血液循环，提高注意力和记忆力，还有美化脸部和消除细纹的功效。

放松腿部

注意
身体不要用力，让身体处于舒适的状态。

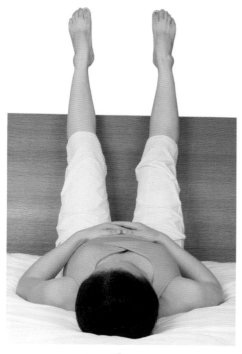

·1·

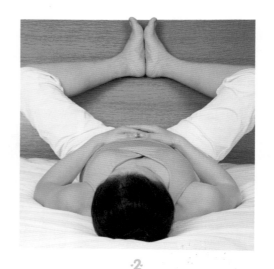

·2·

1. 身体舒适地仰卧在床上，将双腿抬高靠在墙上，深呼吸，放松身心，保持3~5个呼吸的时间。（图1）

2. 双腿向下滑，膝盖弯曲，脚心相对，膝盖向外展开，双腿呈菱形，深呼吸，保持3~5个呼吸的时间。（图2）

 功 效

　　放松劳累一天的身心，舒缓全身肌肉压力，缓解疲劳；帮助腿部血液回流，促进新陈代谢，减轻腿部水肿；放松骨盆，促进盆腔内血液循环，缓解腹股沟酸胀；增加脑部血液供给，缓解头晕目眩；放松身体，消除肩部和颈部的紧张，以及紧张焦虑的情绪。

骨 盆 放 松

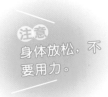

注意
身体放松，不
要用力。

1. 慢慢地收回双腿，膝盖弯曲向胸口靠近，膝盖大大地往外分开，用双手扶住膝盖，两脚相扣，深呼吸，保持2～3个呼吸的时间。（图1）

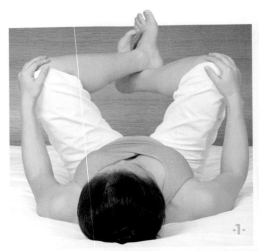

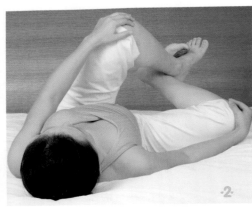

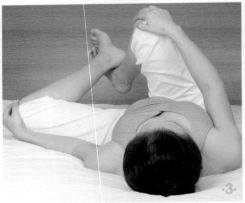

2. 双手掌心扶住膝盖，向右推动双腿，尽量让右侧大腿接触床面；再向左推动双腿，尽量让左侧大腿接触床面。左右轻轻地摇摆双腿3～5个回合。（图2、3）

➕ 功 效

活动骨盆，给胎儿更多活动空间，为顺利分娩做好准备；带动腰腹部肌肉伸展，紧实下腹部肌肉，为产后恢复打好基础；彻底放松身体，恢复盆骨的机能，矫正脊柱前弯，减轻孕后期腰部酸痛和下背疼痛的症状。

左右扭转

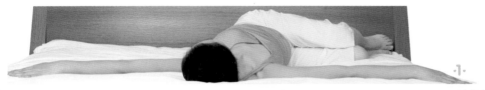

1. 保持仰卧平躺的姿势，双膝慢慢合拢，膝盖弯曲，两脚脚心贴于床面。两臂侧平举，掌心贴床。上半身保持姿势不变，双膝带动下半身慢慢向右侧倒，右侧大腿尽量贴于床面，保持2~3个呼吸的时间。（图1）

注意
肩膀放松，身体向左右扭转时，肩部、上背部要保持贴于床面。

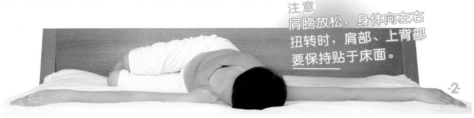

2. 保持上半身姿势，双膝慢慢抬起回正，再慢慢向左侧倒，左侧大腿尽量贴于床面，保持2~3个呼吸的时间。（图2）

这个动作也可以这样做：保持仰卧平躺的姿势，双膝弯曲，大大地分开，双手扶住膝盖，尽量让膝盖靠近身体，双脚交叉，身体放松，保持一个呼吸的时间；上半身保持姿势不变，轻轻地旋转骨盆，双手掌心扶住膝盖，左右轻轻地推动，尽量让大腿贴近床；双腿放于身体右侧，右腿贴于床面，左膝盖立直，不要挤压到腹部，头部转向右侧，双手自然放于身体两侧，保持几个呼吸的时间。换向相反的方向再做一次。

➕ 功 效

活动腰腹，调节腹部肌肉线条，让孕妇在孕期也保持美丽的身形；柔和挤压腹腔器官，强壮肝脾，按摩肾脏，增强胰脏活动，促进身体机能正常运转；温和地扭转整根脊柱，放松髋关节，调节神经系统功能，稳定情绪，促进睡眠；伸展腿部肌肉，消除大腿疲劳，促进双腿水分和毒素的排除，消除孕期腿部水肿和痉挛的症状，还可矫正腿形；放松颈部、肩膀和背部，预防颈椎病、肩周炎和背部的酸麻与疼痛。

腰·背·放·松

1. 跪在床上，小腿前侧和前臂撑于床面，双手伸展于身体前方，十指相扣，大腿与床面垂直。（图1）

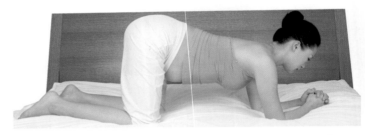

·1·

2. 吸气，慢慢抬头，臀部上提，腰部下压。（图2）

3. 呼气，颈部放松，头部自然下垂，背部向上拱起，尾椎向内卷，眼睛看着肚子，肚子放松。吸气时塌腰，呼气时背部拱起，反复练习3～5个回合。（图3）

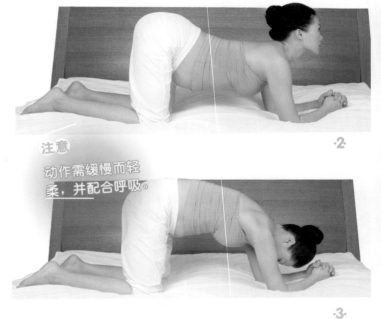

注意

动作需缓慢而轻柔，并配合呼吸。

·2·

·3·

➕ 功效

通过对腰背的伸展与收缩，灵活腰椎与脊椎关节，放松腰背肌肉，消除肌肉压力，减少腰背痛；舒展四肢，改善呼吸循环，解除肌肉痉挛，逐渐使腰背肌肉得到放松。

腹 式 呼 吸

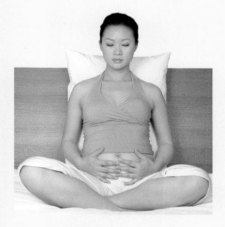

注意

练习完前面的动作后应借用手肘的力量，慢慢将身体推起，改为坐姿，再进行腹式呼吸的练习。

身体坐正，感觉比较疲劳的话，可在身后放一个靠垫，靠在床头，放松身体，双手放在腹部。呼气，腹部轻轻向内收缩，排出体内的废气，感觉一天的疲劳都排出体外。吸气，腹部慢慢向外突出。排出杂念，放松身体的每一个部位。

＋功 效

调整身心，消除身心疲劳，促进睡眠；温和地按摩腹腔，增强腹腔器官功能；训练呼吸，增加肺活量，提高血液中的氧气浓度，有益胎儿的生长发育。

八、妊娠体操，纠正胎位不正

孕8月进行产前检查时，还应增加对胎儿位置的检查。妊娠8个月后，由于胎儿的头部比身体重，多呈头下臀上的倒挂姿势，这样有利于顺利生产。

不过，也有大约4%的胎儿为头朝上、臀部朝下的姿势，称为臀位。胎儿处于臀位时，不能像正常位的胎儿那样均匀地塞紧子宫口，生产时，脐带就容易从子宫颈脱垂，导致脐带受压、氧气供应中断，引发胎儿窒息死亡的危险。在孕8月检查发现胎儿臀位时，孕妇可采取适当的姿势来纠正胎位，避免脐带脱垂、胎儿死亡危险。若接近生产时胎位还是没有得到纠正，可寻求医生协助，帮助纠正胎位。

胸膝卧式

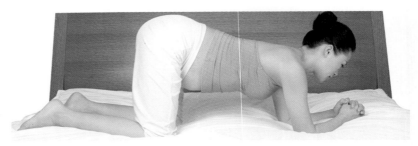

-1-

1. 四足跪姿，趴在硬板床上，双手十指相握，保持腰背伸直，与床面平行；大腿与小腿成90°弯曲，小腿贴于床面。（图1）

注意

这个姿势主要是借助胎儿重力改变的原理纠正胎位，在练习前应先做B超检查，确定没有发生脐带脱垂、绕颈等问题。可每天早晚各练习5～10分钟，每次练习5～6次，连续练习7天。

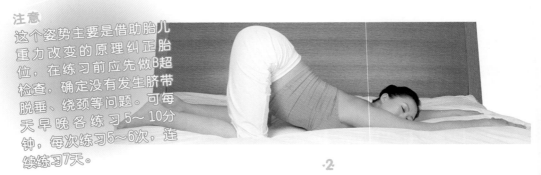

-2-

2. 双手贴着床面缓慢地向前伸展，脸部侧向右方，下巴与胸部贴向床面，让大腿与床面保持垂直，尽量放松腰部与背部，深呼吸，保持2～3个呼吸的时间。（图2）

此外，卧姿的改变也有助于胎位的纠正。如以往习惯左侧卧姿的孕妇，可以换成右侧卧姿；以往习惯右侧卧睡的，则可以换成左侧卧睡。

胎位不正的情况除了臀位外，还可能是斜位、横位、后枕位、额头位、颜面位等情况，做胎位纠正前应先做B超检查，确认脐带没有问题，并应咨询医生确认此矫正方法适用于个人胎位不正的情况，方能使用这种办法。

九、抚摸式胎教——运动法

孕晚期，胎儿各项器官及其功能已基本发育完成，孕妇将手放在腹壁上已经能清楚地触摸到胎儿的头、背和肢体。这时在抚摸式胎教和按压式胎教的基础上，可增加运动法胎教。通过抚摸胎儿的头部、背部和四肢，促使胎儿做出相应的反应，从而促进胎儿感觉系统、神经系统及大脑的发育完善，为胎儿出生后健康地成长打好基础。

进行运动法抚摸式胎教时，最好确定一下抚摸的顺序，可由头部开始，然后沿背部到臀部至肢体。此外，抚摸的动作一定要轻柔缓慢，抚摸时还要留意胎儿的反应，若胎儿是轻轻的蠕动，表明可以继续进行；若胎儿用力蹬腿，说明他并没有感到舒适，应立即停止。

运动法

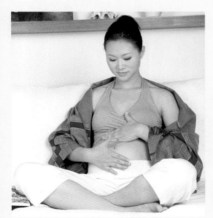

舒服地靠坐在床上，保持轻松、愉快的情绪，双手打开，掌心贴于腹壁，感觉胎儿的头、背和四肢的位置；感受胎儿的情绪，如果胎儿比较放松，则可开始慢慢推动胎儿，让胎儿学会在妈妈的子宫里行走散步。

注意
必须先咨询专家，经过专家的指导才能进行，以免因运动不当或过度，对宝宝造成危害。

十 功效

这项练习可以进一步促进胎儿运动神经的发育，增强宝宝的活动能力，为出生做好准备。

十、拉梅兹练习，减轻分娩疼痛

　　拉梅兹分娩法（也译作拉玛泽分娩法），是由俄罗斯医生最初发明，1951年由法国医生拉梅兹博士整理、介绍给大家，因此被称为"拉梅兹分娩法"。

　　拉梅兹无痛分娩法是一种"心理预防法"，在孕妇怀孕满七个月时，医护专业人员有计划地教授准爸妈有关怀孕的知识、神经肌肉控制运动、体操运动、呼吸技巧，再由准爸妈在产前不断共同练习。

　　生产时，准爸妈共同在待产室，共同进入产房，以便准妈妈在临产子宫收缩时，准爸爸可以鼓励并协助准妈妈主动运用自己的身体，利用注意力转移，控制呼吸及肌肉放松，尽可能以自然的姿势分娩，从而达到减轻生产疼痛的目的。

　　"拉梅兹分娩法"是一种采用非药物性的精神预防性无痛分娩，不依靠他人助产，而是产妇本人以积极的态度面对分娩的分娩方法。

　　分娩的疼痛除因子宫收缩而引起的生理原因之外，还可能是通过他人介绍，或通过看书接收的信息，使孕妇认为分娩过程中的阵阵产痛是不可避免的，从而引起恐惧感，产生条件反射，感到疼痛越来越加剧。每一位产妇面临产痛都会感到紧张害怕，不知所措，很多人因此而发生难产，或是损伤会阴部。其实，能否轻松而顺利生出宝宝，很多时候取决于分娩前所做的准备。

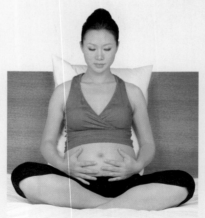

　　拉梅兹无痛分娩法强调从怀孕中期开始，就要重视对有关分娩知识的学习、做助产体操、学习呼吸技巧，通过这些事先的体验，营造一个自然分娩的环境，那么当产痛来临时，孕妇就会以正确积极的心态面对疼痛，有助于宝宝顺利地出生。同时拉梅兹无痛分娩法提倡分娩时有家属陪伴，一方面产妇会感到无限安慰，另一方面家属也能及时了解产妇的情况。

1. 拉梅兹分娩法成功三要点

①采用拉梅兹分娩法时，最重要的是需要产妇充分了解分娩过程中自身的身体变化及胎儿的状态，这样才能使拉梅兹分娩法发挥作用。

②想在分娩时更好地运用拉梅兹分娩法，孕妇平时就应当认真努力练习，这样才能在分娩时熟练应用。不要等到临盆前，才匆匆忙忙去上课。

③拉梅兹分娩法的课程练习，应该从怀孕早期开始，一直持续到临盆时刻，并最好由丈夫在旁陪伴充当助手或指挥，经常给予鼓励，这样会有非常好的效果。

2. 练习准备

①环境要温暖清洁，按季节冷暖穿着弹性稍大一些的孕妇运动衫。

②在客厅地板铺上一条毯子或在床上练习。

③练习之前先排空膀胱内的尿液，身体不要过度疲累。

④室内可以播放一些优美的胎教音乐。

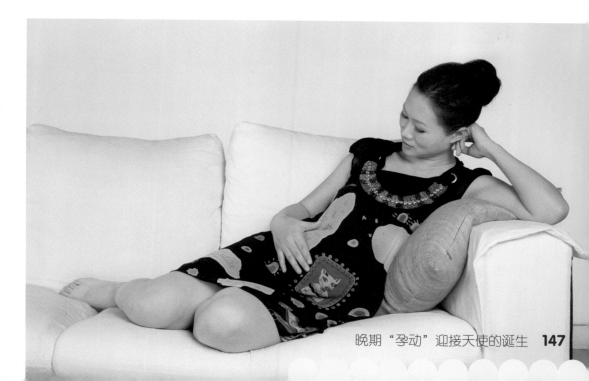

拉梅兹神经肌肉控制运动

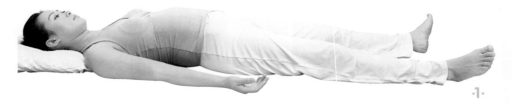

·1·

1. 仰卧在地板上，双腿自然伸直，脚尖斜向外，放松；双手自然伸展于身体两侧，手背贴地，自然放松；放松牙齿和下巴，消除前额的紧张，闭上眼睛，鼻子深吸一口气，再用嘴巴轻轻地呼气，就像在吹冷一匙热汤，放松整个身心。（图1）

注意
练习时最好由准爸爸或其他亲人提供辅助，每天练习一次，时间15～20分钟。

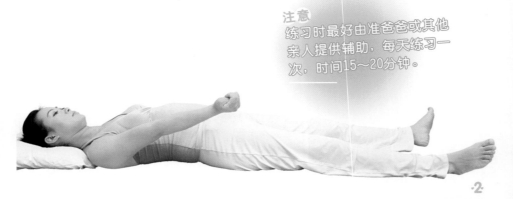

·2·

2. 准爸爸可在一旁辅助，将孕妇的手臂或双腿慢慢抬起，放开时，被抬起的部位会重重落下，才表示完全放松。发出口令，"收紧右臂、握拳、伸直、抬高，放松其他肢体"，然后检查孕妇的左臂和其他肢体是否完全放松。接着发口令"放下右臂、放松、放松"，此时孕妇应立刻完全放松身体。（图2）

➕ **功效**

　　增强孕妇对呼吸和肌肉的控制力，这样在分娩开始、子宫收缩时才能有意识地放松全身肌肉，不会浪费体力。通过练习，还能提高孕妇对疼痛的忍受度，使分娩过程更加顺利。

拉梅兹体操运动

通过坚持不懈的运动练习，孕妇的腰背部、腹部、腿部及骨盆肌肉的肌力与韧性都得到很好的强化，能够承受住分娩时肌肉的拉扯，有弹性的韧带还会配合胎儿下降，有助产程的顺利进行。强健的肌肉在分娩完成后，也能更快速地恢复过来。

拉梅兹体操运动注意事项：

- 每次只做短时间的运动：运动10～15分钟，休息数分钟，然后再运动10～15分钟。
- 怀孕越到末期，运动的强度越小。
- 避免长时间过热。
- 怀孕越接近末期，越应避免高危险运动。
- 运动开始前先热身，以温和的放松运动做结束。
- 运动结束后，左侧卧休息10分钟。
- 穿戴支持性好的鞋子和胸罩。
- 运动中发生眩晕、呼吸短促、耳鸣、麻木感、阴道出血、腹痛等现象时应立即停止运动，并与医护人员联系。
- 怀孕最后四周，尽量减少运动量。
- 绝不运动过度。

收缩产道肌肉

站姿，双腿分开与肩同宽，膝盖慢慢弯曲，双手十指相交，手肘搁在大腿上，保持身体平衡。收缩腹肌，慢慢下压膀胱，犹如排便的动作；然后尽量收缩阴部肌肉，犹如憋便的动作，收缩尿道和肛门周围的肌肉。

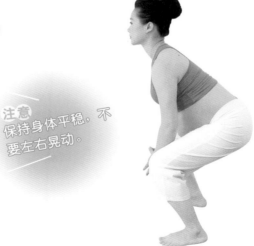

注意
保持身体平稳，不要左右晃动。

 功效

可以加强阴道和会阴部肌肉伸展及收缩的能力，分娩时减少阴道裂伤，并避免大小便失禁；强化大腿肌肉力量，有助于支撑胎儿，使分娩过程顺利进行。

活动骨盆

注意
如果仰卧练习时感到眩晕与恶心，可采用站立或跪撑姿势进行。从怀孕6个月开始，每天做两回，每回做3次，不论是站、坐、卧或行走姿势均可以。

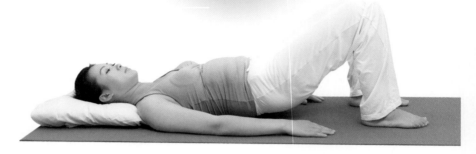

舒适地仰卧，可在头部下方放一个柔软的枕头；双腿自然地弯曲，脚板平贴地面，脚尖斜向外；双手自然置于身体两侧，手心贴地；慢慢地深吸一口气，放松腹肌；呼气时，慢慢收缩腹肌，骨盆向上抬起，臀部离开地面，保持两个呼吸的时间。

 功效

可以减少背部紧张，增强腹部肌力。

训练大腿后侧肌

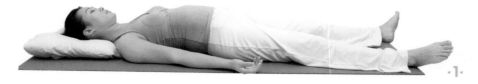

.1.

1. 舒适地仰卧，可在头部下方放一个柔软的枕头；双腿自然伸直平贴地面，脚尖斜向外；双手自然置于身体两侧，手背贴地。（图1）

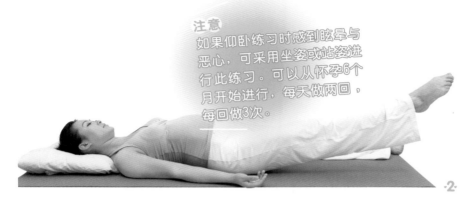

注意

如果仰卧练习时感到眩晕与恶心，可采用坐姿或站姿进行此练习。可以从怀孕6个月开始进行，每天做两回，每回做3次。

2. 保持上半身贴地，呼气，右腿伸直慢慢抬高，膝盖不要弯曲，脚背绷直，保持一个呼吸的时间；吸气，慢慢放下右腿，换腿做一次。（图2）

➕ 功 效

强化大腿肌肉力量，增强对胎儿的支撑，有利顺产；促进腿部血液循环，消除腿部肌肉紧张、麻痹；针对性地训练大腿后侧肌，保持腿部肌肉平衡，塑造优美的臀腿曲线。

收紧大腿内侧肌

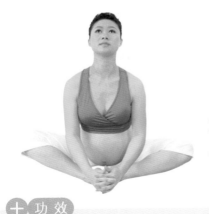

注意

保持腰背挺直，轻收腹部将胎儿抬高，以免挤压到胎儿。

坐姿，腰背挺直，头部摆正，目视前方；双膝弯曲，脚掌心相对，双手十指相扣抓住脚趾，将双腿稍稍拉近，靠近大腿根部，使双腿呈一个菱形；呼气，保持背部挺直，将膝盖向地面贴近，保持一个呼吸的时间。

➕ 功 效

舒展髋部、骨盆，消除盆腔压力，防治妊娠并发坐骨神经痛和泌尿功能失调的疾病；按摩盆腔器官，促进盆腔血液循环，提高孕妇免疫力，避免感染各种盆腔炎症；收紧大腿内侧肌肉，提高肌肉的力量与弹性，为分娩做好准备。

消除静脉曲张

注意

感觉身体负担很重的孕妇，可在体侧或前方放一把结实的靠背椅，用手扶住椅背支撑身体，再进行此练习。可以从怀孕6个月开始进行，每天早晚各做6次。

　　站姿，双腿分开与肩同宽，腰背挺直，双手扶于髋部两侧；呼气，脚跟慢慢离地，以脚尖支撑身体，保持一个呼吸的时间；吸气时，脚跟慢慢着地，手臂放下，恢复站姿。

＋ 功 效

　　收紧骨盆，增加阴部和腹部肌肉的弹性；消除小腿肌肉紧张，减轻小腿痉挛、麻木的症状；收紧腿部肌肉，促进腿部血液循环，消除双腿浮肿，防治静脉曲张。

凯格尔运动

注意

凯格尔运动时，收缩骨盆底肌肉，缩紧会阴部并向上提拉肌肉，如同努力憋尿。每次提拉肌肉保持几秒钟后再放松。重复5～10次，为1个小节，坚持每天做3～4个小节。

1. 站姿，腰背挺直，目视前方；双腿分开与髋同宽，脚尖向前；双手扶于腰部两侧。（图1）

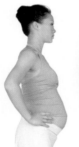

-1-

2. 吸气，屈膝，上身微微前倾，臀部抬起，收缩骨盆肌肉，缩紧会阴部，并向上提拉阴道肌肉。（图2）

-2-

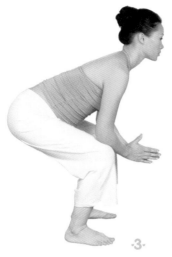

注意

随着运动强度的增加，你可以每次保持收紧肌肉达10秒钟之久，每小节增加到25次。至少每天坚持做4个小节。

3. 再次吸气，继续下蹲，身体前倾，双手合掌，肘部撑于膝盖处；臀部抬起，再次收紧骨盆肌肉，缩紧会阴部并向上提拉阴道肌肉。（图3）

·3·

✚ 功 效

● 帮助顺产

凯格尔运动能够锻炼及加强膀胱、尿道和阴道周围的肌肉，让生产时阴道肌肉更有张力和弹性，这样产妇在生产时就能更准确、有效地去用力把婴儿推出产道。

● 避免孕期尿失禁

怀孕期间，不少孕妇在咳嗽、打喷嚏、大笑时，会有小便失禁的现象，盆底肌肉相对不紧实的孕妇尿失禁的可能性更大。凯格尔运动是一种物理治疗，女性通过主动收缩会阴部肌肉的运动来强化骨盆底肌肉，加强尿道括约肌的力量，并增加尿道的控制力，从而缓解孕期尿失禁现象。

● 促进产后恢复

顺产的新妈妈的阴道扩张明显，阴道周围的肌肉弹性明显下降。虽然阴道本身有一定的修复功能，但毕竟经过生产时的挤压、撕裂，受损伤的阴道肌肉需要更长的时间恢复。产后继续凯格尔运动可以帮助减缓怀孕和分娩导致的肌肉松弛，促进产后阴道弹性的恢复。

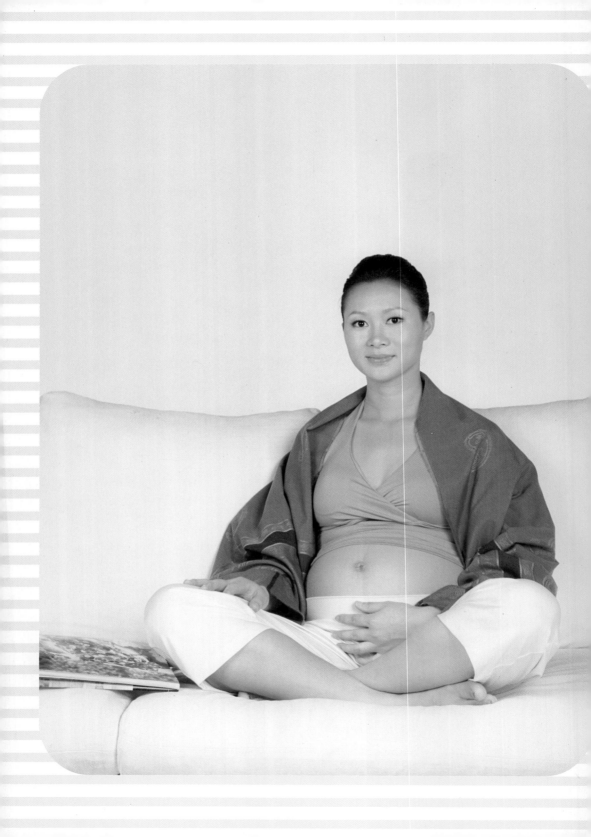